소아과에 가기 전에 2
신생아편

Copyright ⓒ 2020 by Freedom to Dream/Seoul Medical Books & Publishing.
What to Know Before Having Your Baby: An Illustrated Guide
Copyright ⓒ 2017. All Rights Reserved. Published by arrangement with the original publisher, HATHERLEIGH PRESS.

이 책의 한국어판 저작권은 HATHERLEIGH PRESS 사와 독점 계약한 꿈꿀자유 서울의학서적에 있습니다.
저작권법에 의해 한국 내에서 보호를 받는 저작물이므로 무단 전재와 복제를 금합니다.

소아과에 가기 전에 2
신생아편

피터 정 지음 • 베키 서 김 그림
서울아동병원 의학연구소 옮김

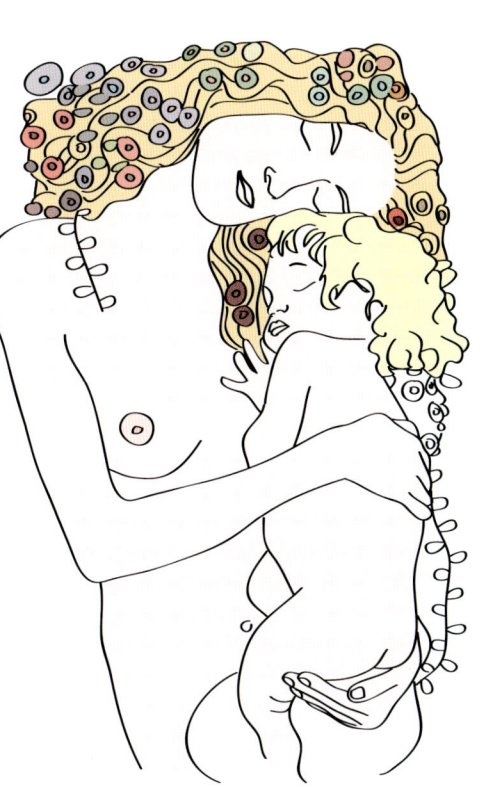

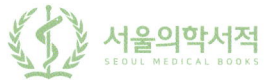

목차

옮긴이의 말 5
책을 펴내며 7

제1장 • 출산 당일 9
제2장 • 피부 19
제3장 • 머리 31
제4장 • 몸통 59
제5장 • 기저귀 부위 71
제6장 • 팔다리 93
제7장 • 처음 2개월 103
제8장 • 수면 119
제9장 • 먹이기 127
제10장 • 밖에 나가보자 159

결론 166

옮긴이의 말

코로나-19로 인해 세상 사는 방식이 바뀌고, 의료의 환경도 급변하고 있는 시절입니다. 세상은 코로나 이전과 코로나 이후로 나뉠 수 있다고 하여 포스트 코로나 시대에 대한 분석과 전망이 많이 나오고 있습니다.

저도 의사가 된 지 30년이 되어가고 개원도 20년 넘게 했지만 지금처럼 불확실성이 크고 불안정한 시대는 처음이라 하겠습니다. 하지만 어렵고 불확실한 시대일수록 더욱 더 기본으로 돌아가고 근원적인 질문을 던져야 함도 진리입니다.

오늘도 20개에 이르는 서울아동병원 네트워크 원장님들과 만나 여러 주제를 놓고 강의도 듣고 토론도 하며 대화를 나누는 자리를 가졌습니다. 어떻게 하면 좀 더 나은 진료를 할 수 있을까, 어떻게 하면 아픈 아이들에게 도움이 될 수 있을까 하는 고민을 함께 나누었습니다.

그간 도서출판 꿈꿀자유 서울의학서적과 함께 서울아동병원 의학연구소가 출간한 책은 여러 권입니다. 바로 직전에 낸 번역서《소아과 가기 전에》에 이어서《소아과 가기 전에2 - 신생아편》이 나왔습니다. 서울아동병원 원장들의 연구 모임인 서울아동병원 의학연구소는 진료실에서 의사로서 진료하는 것 외에 아이를 가진 부모님들과 사회에 봉사할 수 있는 것이 올바른 의학지식과 육아정보를 바르게 제공하는 것이라 생각하였고 야뇨증, 변비, 성조숙증, 초보 육아 등 다양한 주제로 책을 펴냈습니다. 앞으로도 부모님들이 우리가 낸 책을 통해 조금이나마 도움을 얻고, 사랑하는 아이가 더욱 건강하게 자랄 수 있도록 육아와 관련된 출간을 계속할 것입니다.

이번 책은 심각한 저출산 시대를 맞이하고 있는 지금, 부모님들에게 신생아에 대한 올바른 건강 정보를 제공하고 마음의 안정을 찾을 수 있게 도움을 주는 책입니다. 이 책이 사랑하는 아기에 대해 잘 이해하고 아기가 바르고 건강하게 성장하는 데 일조가 되었으면 하는 바람입니다.

 마지막으로 어려운 현실에서도 서로에게 힘이 되어 주고 환자들에게 조금이라도 더 나은 진료를 하기 위해 노력하고 있는 서울아동병원과 서울패밀리병원 동료들에게 존경과 감사를 전합니다. 다시 한 번 독자 여러분과 아이를 키우는 부모님들께도 감사드립니다.

2020년 8월 7일 대표역자 강일송

책을 펴내며

아기가 태어나는 것만큼 기쁜 일은 없습니다. 하지만 아기가 태어나자마자 부모에게는 수많은 질문이 생겨납니다.

2002년 소아청소년과 전문의로 처음 진료를 시작했을 때 가장 먼저 했던 일이 초보 엄마 아빠들이 궁금한 점이 있을 때 참고할 수 있는 〈신생아 소책자〉를 만드는 것이었습니다. 10쪽도 채 안 되는 분량으로 초보 소아과의사의 '조언'을 담은 보잘것없는 팸플릿이 만들어졌습니다. 그 후 의사로서 풍부한 경험을 쌓았고, 갓 태어난 아기를 먹이고 재우는 일에 관해 헤아릴 수 없이 많은 철학을 접했으며, 무엇보다 세 명의 자녀를 낳아 길렀습니다. 보잘것없던 팸플릿은 거의 50쪽 분량으로 늘어났고, 과분하게도 몇몇 부모에게서 "신생아 바이블"이라는 칭찬을 듣기도 했습니다.

제가 일하는 블루 피시 소아과 Blue Fish Pediatrics의 선생님들은 콧물이나 열이나 배 아픈 증상에 관해 항상 각자의 경험을 공유합니다. 하지만 함께 병원을 시작했던 윌리엄 필로프 William Pielop 박사만큼 제게 큰 영향을 미친 분은 없습니다. 개원 초기에 우리는 함께 점심을 먹으며 의학적 격언이나 학회에서 들은 말을 서로 알려주고, 갓 태어난 아기에게 젖을 먹이는 방법을 어떻게 하면 걱정 어린 초보 엄마가 알아듣기 쉽게 설명할 수 있을지 고민했습니다.

제가 두 번째로 쓴 이 책은 수많은 점심시간의 대화와 블루 피시 소아과의 〈신생아 소책자〉에서 비롯되었습니다. 바라긴대 이 책을 읽고 부모들이 갓 태어난 아기를 기르며 흔히 겪는 수많은 발진과 특이한 버릇과 신체적 소견에 대한 불안을 가라앉힐 수 있으면 좋겠습니다. 부모들이 염려하는 것들은 절대 다수가 소위 "정상적 특이소견", 즉 건강에 아무 영향을 미치지 않지만 잘 모르면 "이거 진찰을 받아야 하는 것 아니야?"라는 걱정을 일으킬 만한 소견들입니다.

이 책에서는 초보 엄마 아빠들에게 너무나 자주 불필요한 걱정을 불러일으키는 흔한 질문들을 다루었습니다. 질문에 하나하나 답하면서 되도록 그림과 짧은 경험담을 많이 소개해서 부모들에게 아기가 건강하다는 확신을 줄 수 있도록 구성했습니다. 하지만 항상 그렇듯 책으로 전달되는 정보가 의사의 진료를 대신할 수는 없습니다. 책을 쓰고, 책을 읽는 목적은 의사와 부모가 보다 효율적이고 생산적인 대화를 나누기 위해서입니다. 따라서 아기에게 정말 심각한 문제가 있다고 생각된다면 빨리 소아과 의사 선생님을 만나야 합니다.

모쪼록 이 책이 초보 엄마 아빠들을 안심시키고 궁금했던 많은 것들에 해답을 주어 아기와 함께 하는 모든 순간을 즐길 수 있게 되기를 바랍니다.

피터 정(Peter Y. Jung, M. D.)

DELIVERY DAY

제1장

출산 당일

드디어 그 날이다! 질문할 것, 검사할 것, 재촉할 것, 확인할 것들이 갑자기 밀어닥치는 느낌이 들지도 모른다. 하지만 온갖 우여곡절 끝에 마침내 아기를 품에 안고 나면 세상 모든 것이 제자리를 잡는 느낌이 들 것이다.

하지만 그것도 잠깐, 또 다시 온갖 질문할 것, 검사할 것, 재촉할 것, 확인할 것들이 밀어닥친다. 이번에는 아기를 들볶는다는 점이 다를 뿐이다. 비타민 K, 예방적 항생제 안약, 신생아 선별검사, 황달 검사 등 많기도 하다. 하나하나 선택할 수도 있지만 대개 병원에서 제공하는 선별 검사는 모두 받는 것이 가장 안전하다. 대부분의 검사나 처치는 저마다 이유가 있으며, 뒷받침하는 의학적 근거 역시 거의 항상 확실하다.

왜 이런 검사들을 권하는지 모두 이해한다면 마음이 편해질 것이다. 너무 들들 볶는다고 느낄 수도 있고, 아기가 겪는 고생을 생각하면 딱하기도 하지만 신생아에게 행해지는 조치는 모두 **실제로** 도움이 된다. 안심해도 좋다. 기억하자. 아기들은 이때 주사를 맞거나 검사를 하느라 고통스러웠던 기억을 이내 잊어버릴 것이다.

아프가 점수

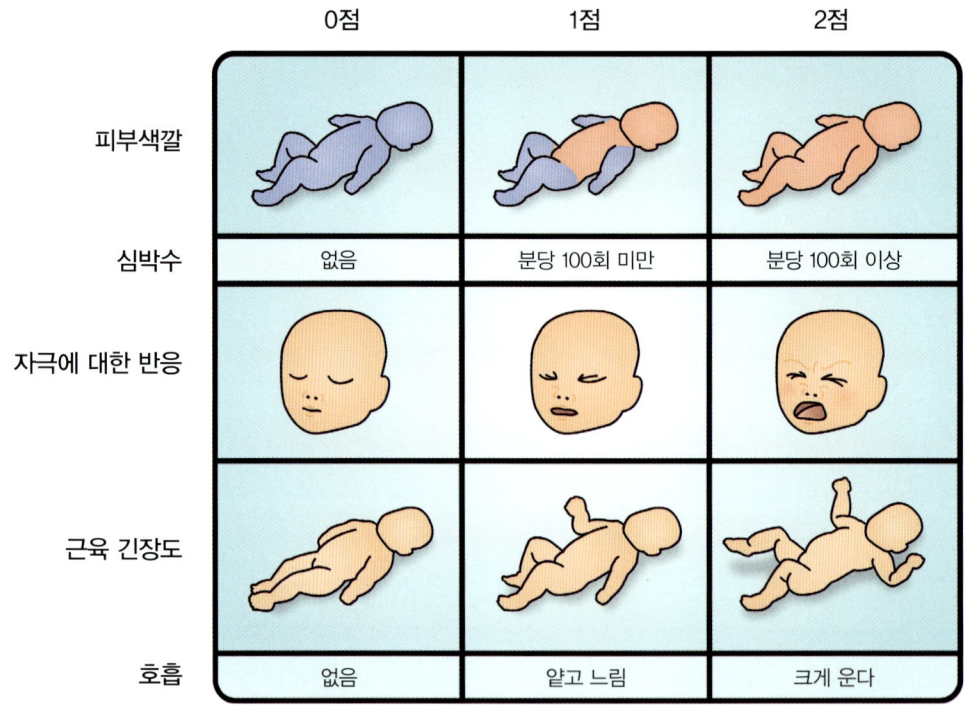

아프가APGAR **점수**는 신생아가 태어난 직후(1분과 5분) 건강 상태를 평가하는 방법이다. 아기의 전신 피부색깔Appearance, 심박수Pulse, 자극에 대한 얼굴 찡그림Grimacing, 전반적 근육 긴장도Activity, 호흡Respiration 등 다섯 가지 항목을 **주관적으로** 평가한다. 각 항목을 0~2점으로 평가하므로 10점이 만점이다.

아프가 점수는 1952년 버지니아 아프가Virginia Apgar라는 마취과 전문의가 개발했다. 원래 산모에게 투여한 마취제가 아기에게 얼마나 영향을 미치는지 알아보는 방법이었지만, 이제는 갓 태어난 아기에게 즉시 의학적인 조치가 필요한지 결정하는 데 사용된다. 점수가 낮을수록 의학적인 조치를 취해야 할 필요가 높으며, 신생아 중환자실Neonatal Intensive Care Unit, NICU에 입원할 가능성 또한 높다.

하지만 **아프가 점수와 아기의 장기적인 발달 사이의 상관관계는 그리 높지 않다.** 아프가 점수의 가장 큰 효용은 태어난 후 처음 며칠간 아기를 돌보는 의료진의 빠르고 원활한 의사소통에 도움이 된다는 것이다. 그때도 다른 평가 정보(신체검사 소견과 활력징후)가 더 중요하며, 장기적으로도 더 믿을 만하다.

신생아 선별검사

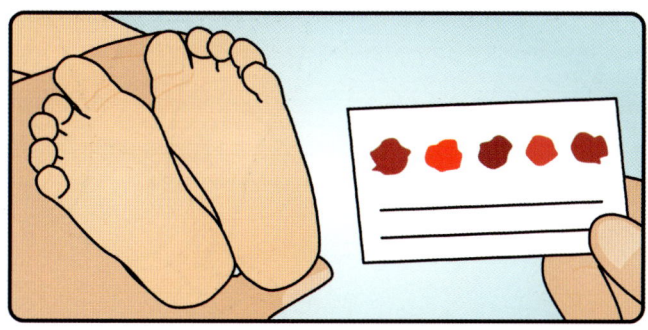

신생아 선별검사는 갓 태어난 아기에게 심각한 문제가 없는지 전반적으로 걸러내는 예비 검사로 보통 생후 1~2주 내에 시행한다. 국가나 지역에 따라 한 번만 시행하는 곳도 있고, 두 번 시행하는 곳도 있다(한 번은 출생 직후, 또 한 번은 일주일 후). 이때 아기의 발뒤꿈치를 살짝 찌른 후 몇 방울의 혈액을 선별검사 용지에 묻혀 검사실로 보낸다. 검사 항목 역시 국가나 지역에 따라 다르다.*

신생아 선별검사는 비교적 드물지만 위험한 질병, 특히 손상이 상당히 진행된 후에야 증상이 나타나는 질병들을 생애 초기에 발견하는 데 도움이 된다. 이런 질병을 조기에 발견하지 못하면 뇌손상, 장기손상 등 심각한 문제가 생기며, 심지어 사망할 수도 있다. 조기에 발견해서 적절한 치료를 받으면 이런 심각한 합병증을 피할 수 있다.

한 가지 알아둘 것이 있다. 보통 **신생아 선별검사는 질병을 놓치지 않도록 민감도를 극히 예민하게 조정하므로 위양성 결과가 많이 나온다.** 위양성이란 실제로는 병이 없지만 검사 결과로는 병이 있다고 나오는 경우이며, 위음성은 실제로는 병이 있지만 검사 결과로는 병이 없다고 나오는 경우를 말한다. 신생아 선별검사의 민감도를 높이는 이유는 위양성이 많이 나오더라도 위음성이 나오지 않도록 하기 위해서다. 실제로 질병이 있는데 검사에서는 없다고 나와서 병을 놓치면 아기에게 치명적인 결과를 초래할 수 있기 때문이다. 그러니 신생아 선별검사에서 뭔가 문제가 있다고 해서 **반드시** 질병이 있다는 뜻은 아니다. 이때는 보다 정밀한 검사를 하고 의사와 상의하여 정말로 문제가 있는지, 만일 그렇다면 어떤 치료를 받아야 하는지 확인하게 된다.

---

* 우리나라에서는 생후 3~7일 사이에 선천성 대사이상 선별검사, 생후 1개월 이내에 청각 선별검사를 시행한다.

항생제 안연고

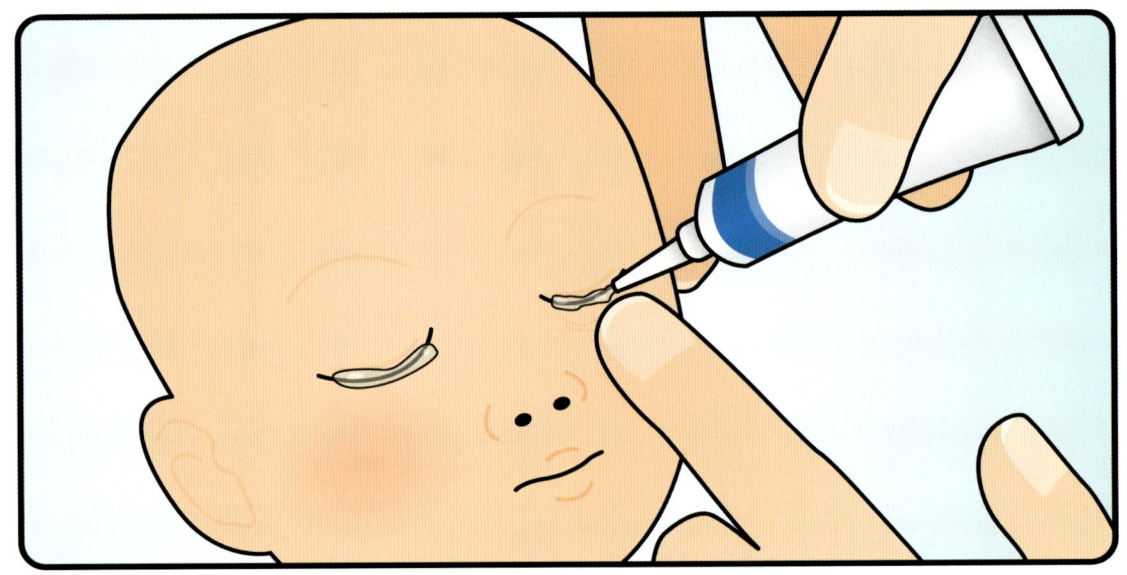

보통 아기가 태어나면 양쪽 눈에 투명한 항생제 연고를 넣어준다. **신생아 안염**ophthalmia neonatorum 을 예방하기 위한 조치다. 신생아 안염은 눈의 감염성 질환으로 대개 엄마에게 임질균이나 클라미디아균이 있을 때 생긴다(두 가지 모두 성병이다).

신생아 안염에 걸릴 위험은 상당히 낮지만, 실제로 감염이 생기면 실명할 수도 있다. 한편 아기에게 항생제 연고를 투여하는 데 따르는 부작용은 무시할 정도로 적다. 대개 잠깐 눈에 가벼운 이물감을 느낄 뿐이다. 따라서 대부분의 국가는 산모가 이런 질병을 갖고 있을 위험에 관계없이 모든 아기에게 태어난 후 되도록 빨리 이런 치료를 시행하도록 법으로 규정하고 있다.

비타민 K

비타민 K(2, 7, 9, 10, S, C) 접촉 활성화(내인성) 경로

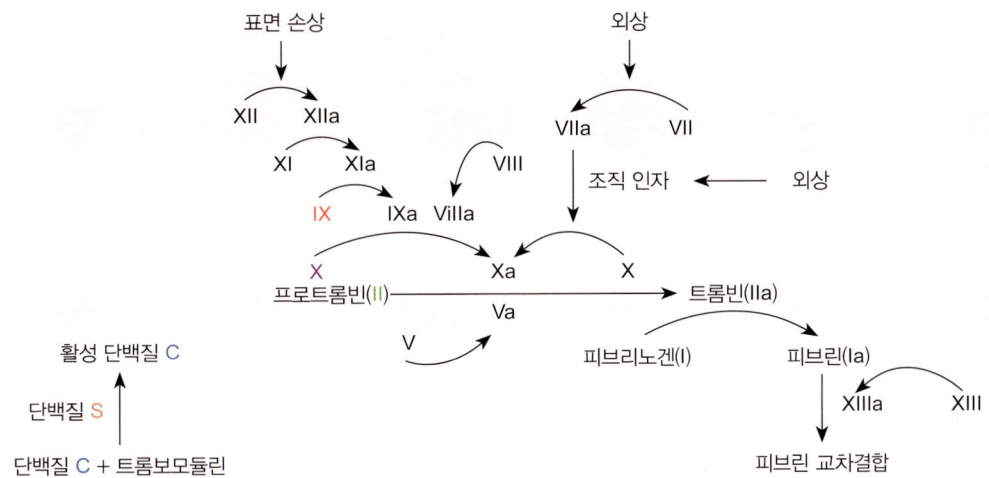

비타민 K는 일부 혈액응고인자를 합성하는 데 반드시 필요한 지용성 비타민이다. 성인은 주로 녹색 잎채소를 통해 섭취하며, 건강한 장내 세균을 통해 합성되기도 한다. 하지만 갓 태어난 아기의 몸속에 존재하는 비타민 K는 아주 소량에 불과하다. 따라서 태어났을 때 주사나 경구로 비타민 K를 보충해주면 큰 도움이 된다. 출생 전에 산모가 비타민 K를 복용해도 도움이 될 것으로 생각하지만, 아기들은 체지방량이 적고 엄마가 섭취한 것만으로 아기 몸속의 비타민 K 수치가 유의하게 상승한다는 증거는 없다. 따라서 가장 안전한 방법은 태어났을 때 비타민 K를 주사하는 것이다.

비타민 K가 부족하면 다양한 혈액응고 문제를 겪을 수 있다. 가장 심각한 것은 뇌출혈이다. 뇌출혈이 생기면 사망하거나 장애가 남을 수 있다. 비타민 K 부족으로 인한 뇌출혈은 생후 12주 이내에 언제든, 심지어 출산 중 아무런 문제가 없었던 경우에도 생길 수 있다. 그 밖에도 남자 아기가 포경 수술을 받고 피가 멎지 않는 증상으로 나타나기도 한다. 비타민 K 주사를 거부하는 부모들도 있다. 1990년대 초, 비타민 K 근육 주사가 백혈병과 관련이 있을지도 모른다는 논문이 발표되었기 때문이다. 하지만 그런 관련성은 그후 수행된 많은 연구에서 단 한 번도 입증된 적이 없다.

비타민 D

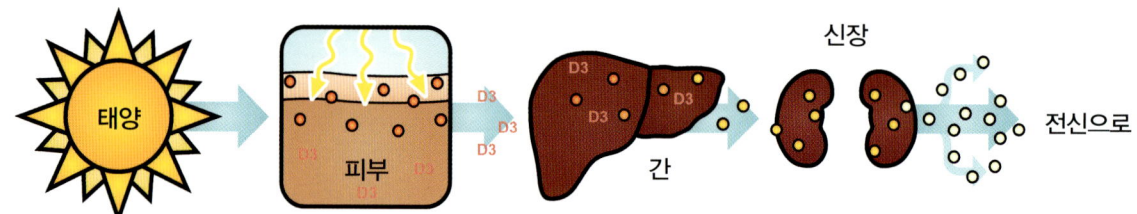

1. 햇빛 속에 있는 자외선 B가 피부에서 비타민 D3를 생성한다. 비타민 D3는 간으로 운반된다.

2. 간에서는 비타민 D3를 25-하이드록시-비타민 D라는 물질로 전환시킨다. 병원에서 비타민 D 수치를 측정할 때는 이 물질을 측정한다.

3. 25-하이드록시-비타민 D는 콩팥에서 마지막 단계인 활성형 호르몬으로 전환된다. 활성형 호르몬은 전신에 걸쳐 다양한 효과를 나타내는데, 가장 중요한 것은 장에서 음식 속에 들어 있는 칼슘을 흡수하는 것이다.

현재 미국 소아과학회는 모든 유아에게 매일 400 IU의 **비타민 D** 투여를 권장한다. 비타민 D가 부족하면 구루병(뼈가 약해지는 병)을 비롯해 여러 가지 의학적인 문제가 생길 수 있다.

유아는 음식이나 햇빛을 통해 비타민 D를 얻는다. 연구에 따르면 아기들은 기저귀를 찬 상태로 일주일에 10~30분 정도, 옷을 모두 입고 모자를 쓰지 않은 상태로 일주일에 30분에서 2시간 정도 햇빛을 쬐는 것만으로도 필요한 비타민 D를 체내에서 합성할 수 있다. 하지만 적절히 햇빛을 쬐지 못하거나 피부 색깔이 검은 아기는 비타민 D 부족증이 생길 수도 있다.

모유 속에 함유된 비타민 D의 농도는 리터당 25IU 이하이므로, 미국 소아과학회에서는 모유를 먹는 모든 아기에게 하루 400IU를 보충하도록 권장한다. 한편 현재 출시되는 모든 유아식은 비타민 D 강화 제품이므로, 분유를 먹는 아기는 따로 비타민 D를 보충할 필요가 없다. 1밀리미터 속에 400IU의 비타민 D가 함유된 보충제는 쉽게 구입할 수 있으며, 사용하기도 편리하다. 햇빛을 적당히 쬐는 아기라면 비타민 D를 따로 보충할 필요가 없을 것이다. 그러나 현재 권고안은 모든 모유 수유아에게 비타민 D를 보충하는 것이다.

황달

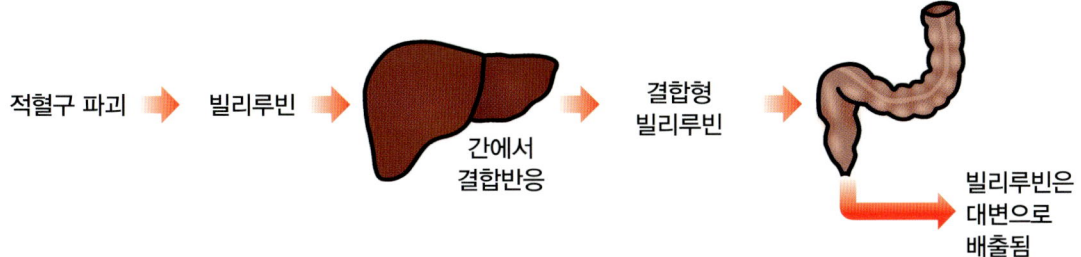

거의 모든 아기가 태어난 지 며칠 이내에 피부가 어느 정도 노랗게 변한다(황달). 황달은 모유를 먹는 아기가 더 심하다. 아기의 몸속에서 적혈구가 깨지면 **빌리루빈**이라는 노란색 노폐물이 생성된다. 빌리루빈은 간에서 처리된 후 대변을 통해 몸밖으로 배설된다. 신생아는 간 기능이 아직 미숙하여 빌리루빈을 제대로 처리할 수 없으므로 혈액 속의 빌리루빈 수치가 높아져 일시적으로 눈과 피부가 노랗게 되는 황달이 생긴다.

대부분의 신생아 황달은 아무런 조치를 취하지 않아도 저절로 좋아지지만, 때에 따라 약간 도와줘야 할 수도 있다. 아기가 빌리루빈을 스스로 분해할 수 있도록 돕는 가장 좋은 방법은 햇빛을 쪼이는 것이다. 집에서라면 기저귀만 채운 채 아기를 창가에 두어 **간접 일광**에 노출시킬 수 있다. 흐린 날이라도 관계없다. 한 번에 10~15분씩, 하루 3, 4회 노출시킨다.

하지만 황달이 심하면 소아과 의사에게 보여야 한다. 피부가 형광을 띤 것처럼 보이거나, 눈의 흰자위가 너무 노랗게 느껴진다면 일단 황달이 심한 것으로 생각해야 한다. 보통 빌리루빈 수치를 검사하고, 검사 결과에 따라 집이나 병원에서 **광선치료**를 시행한다. 아기를 파란색 특수 자외선 램프 밑에 두는 것이다.

모유 수유를 중단하면 황달이 빠지는 데 도움이 된다는 이야기를 들어봤을지도 모르겠다. 모유를 먹는 아기가 황달이 더 심한 것은 사실이지만, 많은 연구를 통해 **모유 수유를 중단하는 것은 신생아 황달에 거의 도움이 되지 않는다**는 사실이 확실히 밝혀져 있다.

머리둘레

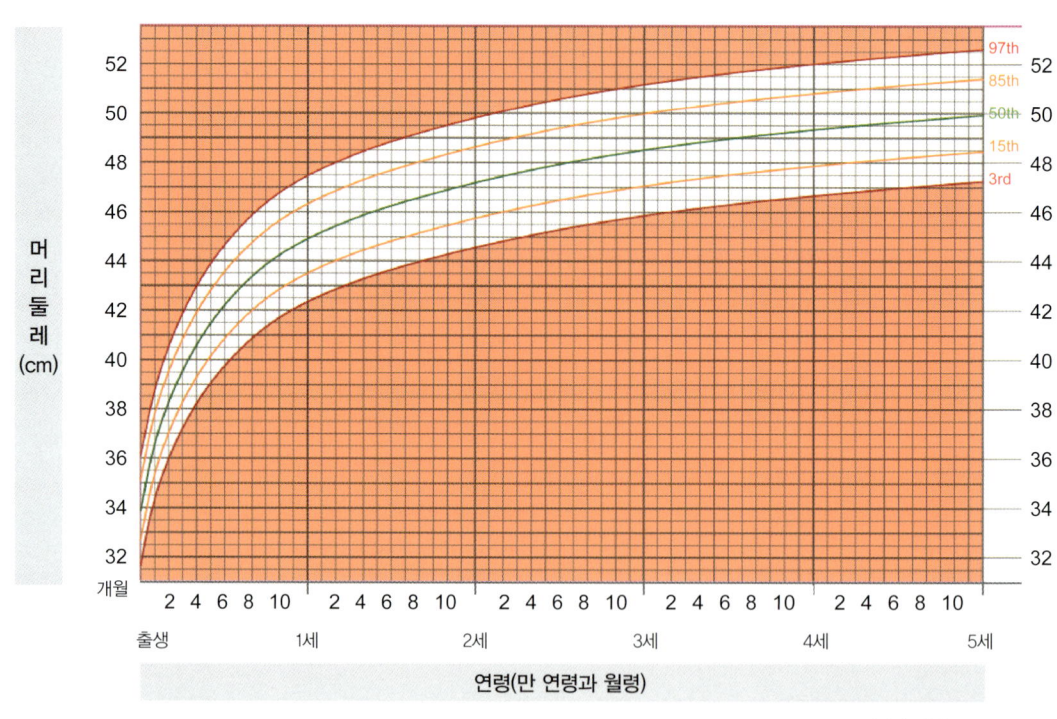

WHO 어린이 성장 표준

신생아 정기검진 때마다 아기의 머리둘레를 측정하여 키 및 몸무게와 비교한다. 다른 모든 성장지표와 마찬가지로 한 번 측정한 수치가 몇 백분위수에 해당하는지보다 머리둘레가 성장하는 **추세**가 더 중요하다. 서너 차례 검진을 받을 때쯤이면 머리둘레의 성장 패턴을 알 수 있다.

부모들은 아기의 머리둘레가 너무 작거나 너무 크다고, 또는 키나 몸무게의 백분위수와 일치하지 않는다고 걱정하곤 한다. 일단 백분위수가 키나 몸무게와 일치하지 않는 데 대해서는 크게 걱정할 필요 없다. 머리둘레로 25백분위수와 75백분위수 사이의 차이는 겨우 2센티미터에 불과하다. 눈으로 봐서는 구별하기도 어렵다. 머리둘레를 측정할 때마다 비슷한 백분위수가 나온다면 역시 크게 걱정할 필요 없다. 하지만 이전과 크게 다른 백분위수가 나온다면 추가 검사가 필요하다. 또한 머리둘레가 가족의 유전적 특성과 달리 너무 크거나 너무 작아도 추가적인 검사가 필요하다.

체중 감소와 체중 곡선

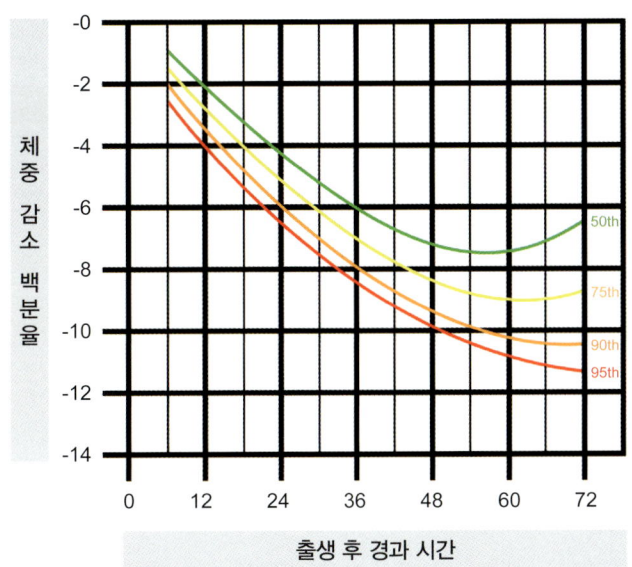

거의 모든 아기가 생후 5~6일간 몸무게가 최대 10퍼센트까지 감소한다. 이런 현상은 정상이며, 전혀 걱정할 필요 없다. 원인은 피부를 통한 증발과 소변 및 대변을 통해 체내 수분이 몸 밖으로 빠져나가기 때문이다. 대부분의 아기가 며칠이 지나야 비로소 제대로 먹는다는 점도 한 가지 원인이다 (아기는 태어난 직후 보통 자면서 보내는 시간이 많다).

갓난아기의 몸무게가 너무 많이 줄어서 입원해야 하는 경우는 매우 드물다. 대개 몸무게는 최저 수준까지 감소한 뒤로 하루 약 15~30그램씩 늘어야 한다. 따라서 아기는 **생후 10~14일 정도 되면 출생 시 몸무게를 회복한다.** 모유 수유를 하는 경우 회복이 약간 늦어지기도 한다.

보통 분유를 먹는 아기가 모유를 먹는 아기보다 몸무게가 더 빨리 늘어난다. 엄마 젖을 빠는 것보다 젖병을 빠는 것이 더 쉽기 때문에 더 빨리 제대로 먹기 시작하며, 분유는 부족한 경우가 없기 때문이다. 모유는 며칠이 지나야 아기가 필요로 하는 만큼 나오는 수가 많다.

전체적으로 체중이 줄었다가 다시 늘어나는 추세가 정상 범위 내에 있고, 아기가 대략 하루에 8번 정도 먹는다면 걱정할 필요 없다. 대개 신생아 검진 때 소아과에서 정기적으로 몸무게를 재면 충분하다.

이것만은 기억합시다

- ✓ 아프가 점수는 아기가 태어났을 때 의료인들끼리 정보를 주고받는 데 유용하지만 장기적인 발달과의 상관관계는 미약하다.
- ✓ 법으로 규정된 신생아 선별검사는 희귀한 질환을 출생 시에 조기 발견하여 적절한 치료를 받는 데 큰 도움이 된다.
- ✓ 출생 시 눈에 감염이 생길 위험은 상당히 낮지만 감염이 생기면 심각한 결과를 초래할 수 있으며, 항생제 연고의 안전성이 입증되어 있으므로 항상 예방적으로 항생제 연고를 사용해야 한다.
- ✓ 모든 아기가 출생 시 비타민 K가 부족할 수 있으며, 이로 인해 심한 출혈이 생길 수 있다. 따라서 항상 예방적으로 비타민 K를 투여해야 한다.
- ✓ 대부분의 아기들이 짧게 햇빛에 노출시키는 것만으로도 필요한 비타민 D를 합성할 수 있지만, 모유를 먹는 아기는 비타민 D를 보충하는 것이 도움이 될 수 있다.
- ✓ 황달은 매우 흔하며 대개 아무런 치료를 하지 않아도 저절로 좋아진다. 하지만 아기의 피부 색깔이 형광을 띤 것처럼 보이는 경우 광선치료가 도움이 될 수 있다.
- ✓ 머리둘레가 가족의 유전적 특징과 크게 다를 정도로 아주 크거나 작다면 추가 검사가 필요하다. 하지만 측정치가 몇 백분위수에 해당하는지보다 성장 추세가 더 중요하다.
- ✓ 모든 아기가 태어난 후 며칠간 체중이 감소하며, 대부분 생후 10~14일 이내에 출생 체중을 회복한다.

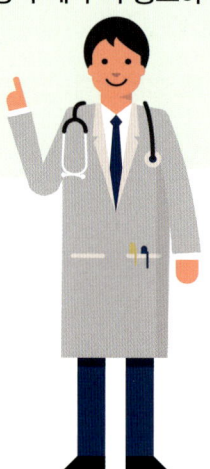

SKIN

제2장

피부

아기를 품에 안는 순간 느꼈던 짜릿함이 사라지고 나면 피부에 울긋불긋 돋아난 발진을 비롯하여 온갖 이상한 것들이 눈에 들어올 것이다. 걱정이 되고 불안한 마음이 들기도 하겠지만 아기의 피부에 나타나는 문제는 대부분 저절로 없어진다는 점을 기억하자. 대부분 치료가 필요 없지만 때때로 저용량 스테로이드 크림이나 로션, 그 밖의 방법을 통해 발진을 조금 빨리 가라앉히거나 불편을 덜어주기도 한다.

대부분의 피부 문제는 그저 눈에 거슬릴 뿐이다. 그냥 내버려두는 것도 완벽하게 합리적인 판단이며, 실제로 대부분의 발진이 저절로 사라진다.

유아지방관

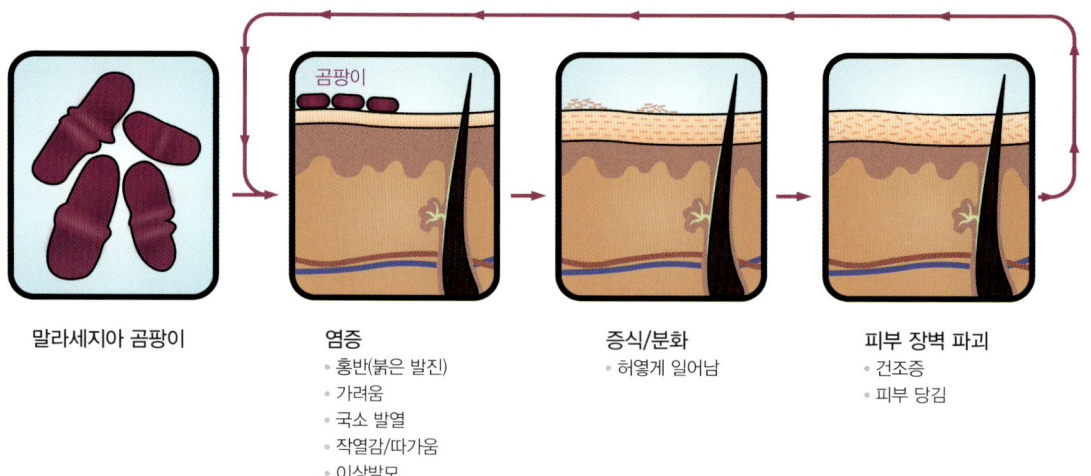

신생아의 두피에 흰색 또는 노란색 비듬처럼 보이는 딱지가 앉은 모습을 흔히 볼 수 있다. 이것을 **'유아지방관'** 또는 지루성 피부염이라고 한다. 왜 이런 현상이 생기는지는 확실치 않지만 피지 생성과 관련된 문제로 생각하고 있다. 정상적으로 피부에 사는 말라세지아라는 곰팡이에 대한 반응이라는 설도 있다.

딱지가 너무 두껍다면 밤 사이에 베이비오일을 발라 두었다가 아침에 부드러워진 딱지를 유아용 빗으로 살살 제거해줄 수 있다. 성인용 비듬 방지 샴푸를 매일 또는 이틀에 한 번씩 사용하는 것도 악화를 막는 데 도움이 된다. 하지만 아기에게 자극이 될 수 있으므로 눈에 들어가지 않도록 조심해야 하며, 피부와 두피에 샴푸가 남지 않도록 잘 헹궈내야 한다.

며칠 사용한 후에는 샴푸의 양을 조금씩 줄여 증상이 나빠지지 않고 유지될 정도로만 쓰는 것이 좋다. **아무런 조치도 취하지 않고 그냥 두어도 문제없다.** 유아지방관은 그저 미관상의 문제일 뿐 대부분 생후 몇 개월 내에 저절로 사라진다.

신생아 습진

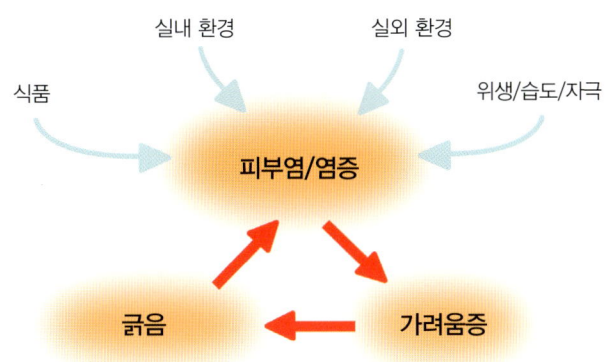

습진이라는 말은 **피부에 염증이 생겨 가렵고 붉어지며 피부가 붓고 벗겨진다는 뜻**이다. 습진의 원인은 주변의 특정한 물질에 대한 과민성, 날씨 변화, 특정한 식품, 로션이나 옷감에 대한 과민성 등 매우 다양하다.

거의 모든 아기가 언젠가는 습진을 겪는다. 하지만 습진이 오래 가거나 심해진다면 부모로서 걱정이 되지 않을 수 없다. 안심해도 좋다! 대부분의 습진은 생후 2년 내에 저절로 없어지며, 악화된다고 해도 좁은 부위에 국한되거나 쉽게 치료된다.

습진을 당장 완벽하게 없애는 마법 같은 치료는 존재하지 않지만, 아주 심하지 않다면 불편하지 않게 관리하기는 어렵지 않다. 그렇게 지내다 보면 아기가 자라면서 시나브로 없어진다.

어떤 아기는 특정한 유발인자(먼지, 꽃가루, 식품 등)에 의해 습진이 악화되는 것처럼 보이지만, 원인에 너무 집착하기보다 피부가 전반적으로 과민하다고 생각하는 편이 낫다. 예컨대 습진이 잘 생기는 아기가 땅콩에 과민성이 있다면 땅콩에 노출되었을 때 거의 틀림없이 습진이 생기는 것은 사실이지만, 가족 전체가 노력해서 땅콩 노출을 완벽하게 피한다고 해도 여전히 습진이 악화될 수 있다는 뜻이다. 아기는 피부가 예민하기 때문에 땅콩 밀고도 주변에서 습진을 유발하는 물질이 얼마든지 있을 수 있기 때문이다.

독성 홍반

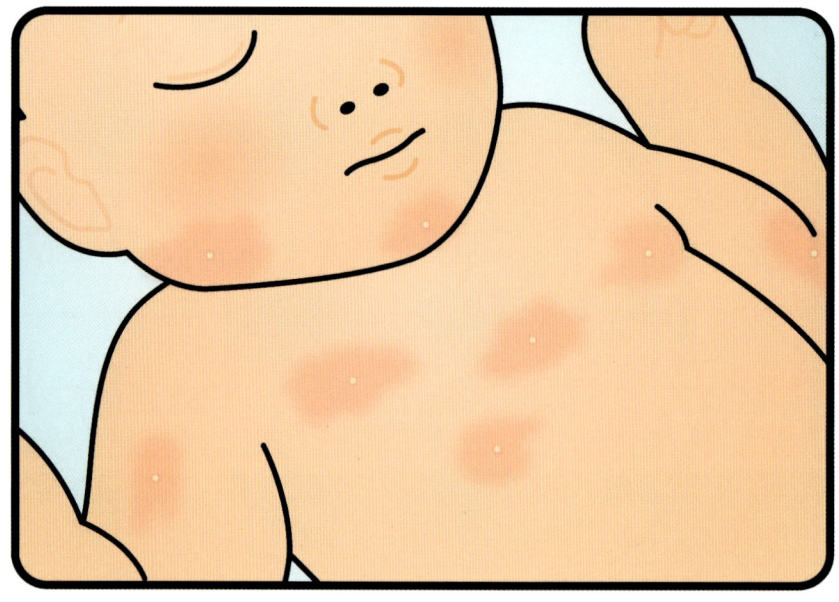

독성 홍반은 매우 흔한 발진 중 하나로 **보통 생후 1~2일에 나타난다.** 피부 여기저기에 붉은 얼룩이 생기며 얼룩 한가운데 아주 작은 황백색 돌기가 돋아나기도 한다. 얼굴, 몸통, 팔다리 등 어느 부위에든 생길 수 있다.

독성 홍반의 원인이 무엇인지는 아무도 모른다. 면역반응과 관련이 있을 것이라고 생각하지만, 무엇에 대한 면역반응인지는 밝혀지지 않았다. 어쨌든 중요한 점은 큰 문제를 일으키지 않으며 치료할 필요도 없다는 것이다. **대개 1~2주 내에 완전히 사라진다.**

피지선 과형성

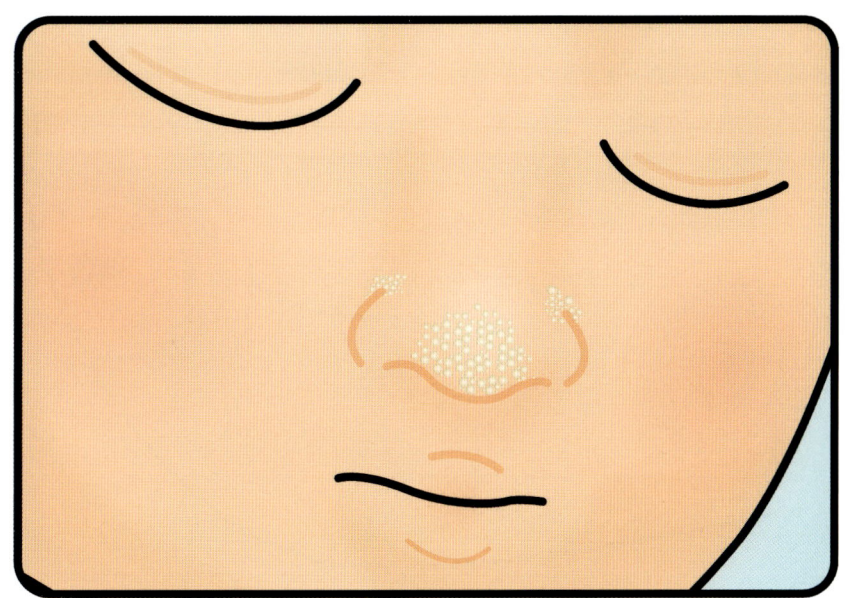

어떤 아기는 코에 황백색 점이 많이 돋아나는데, 이를 **피지선 과형성**이라고 한다. 피지는 피부에 있는 피지선에서 분비되는 지방성 물질로 피부와 머리카락에 윤활 및 방수 작용을 한다. 아기가 자궁 속에 있을 때 엄마에게서 넘어간 호르몬들의 자극을 받아 피지선이 빠른 속도로 증식하면 특징적으로 코에 이런 현상이 나타난다.

피지선 과형성은 심각한 문제가 아니며 치료하지 않아도 저절로 없어진다. 하루에 한 번 정도 자극이 없는 비누로 씻어주면 도움이 될 수도 있다.

미립종

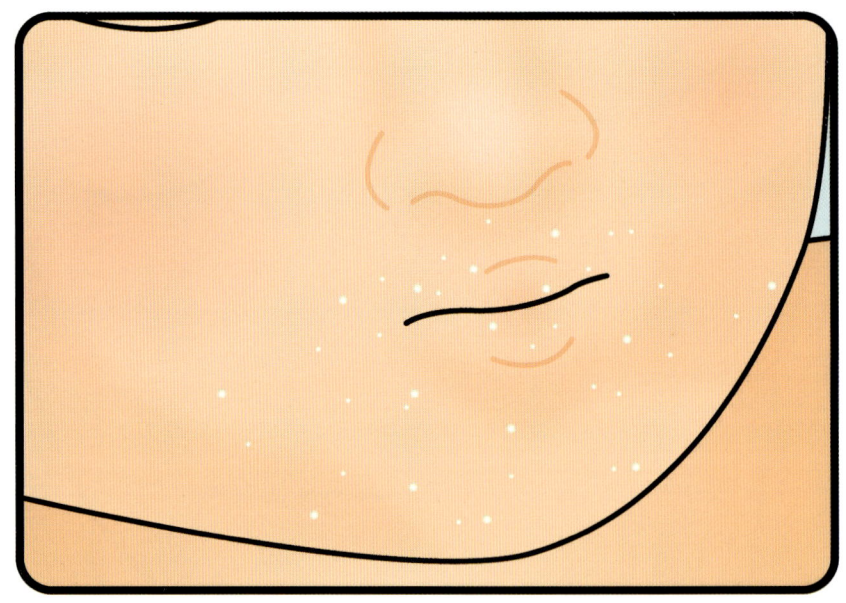

어떤 아기는 코와 얼굴, 기타 신체 부위에 작은 흰색 점 같은 것들이 돋아나기도 한다. **미립종**이라고 하는데 피지선 과형성과 달리 약간 솟아올라 있으며, 여러 개가 한데 뭉쳐 나타나지 않는 것이 특징이다. 미립종은 사실 아주 작은 주머니 모양의 낭포 속에 피부 노폐물이 채워진 것이다. 다시 말해 작은 돌기 속에 아주 미세한 양의 피부가 들어 있는 셈이다.

미립종은 저절로 없어지므로 치료할 필요가 없다. 쉽게 감염되므로 함부로 짜서는 안 된다.

신생아 여드름

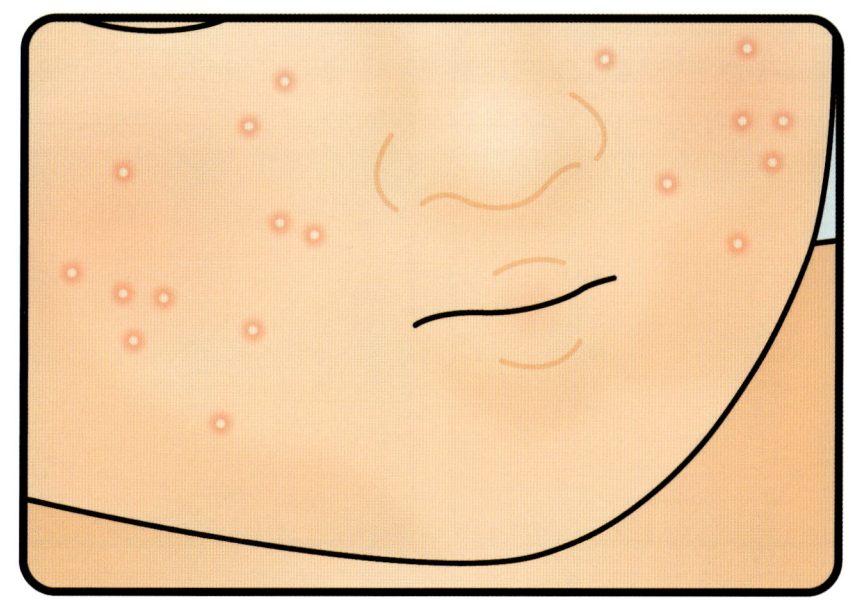

대부분의 아기가 생후 몇 개월 사이에 빰을 시작으로 두피, 얼굴, 목, 등, 상체, 귀 등에 발진이 생긴다. 이전에는 '**신생아 여드름**'이라고 했지만, 최근 '**신생아 머리 농포증**'이라는 새로운 명칭이 정해졌다. 유아지방관과 마찬가지로 흔히 피부에 사는 곰팡이인 말라세지아에 대한 면역반응으로 생각된다.

신생아 여드름은 엄마 몸에서 넘어온 호르몬에 의해 피지선이 자극되어 **피지** 생성이 증가하는 것과도 관련이 있을 가능성이 높다. 앞에서 말했듯, 피지는 피지선에서 분비되는 지방성 물질로 피부와 머리카락에 윤활 및 방수 작용을 한다.

신생아 여드름은 보통 생후 1개월 즈음에 가장 심하며 수개월간 지속될 수 있다. 반드시 치료할 필요는 없지만 얼굴을 제외한 부위, 특히 귀 뒤와 목 주변에 1퍼센트 하이드로코티손 크림을 하루 두 번씩 일주일 정도 발라주면 염증이 줄어든다. 얼굴에 사용할 때는 0.5퍼센트 하이드로코티손 크림이 더 안전하지만, 그때도 되도록 소량을 바르도록 한다. 눈 주변에 발라서는 안 된다.

단순 모반

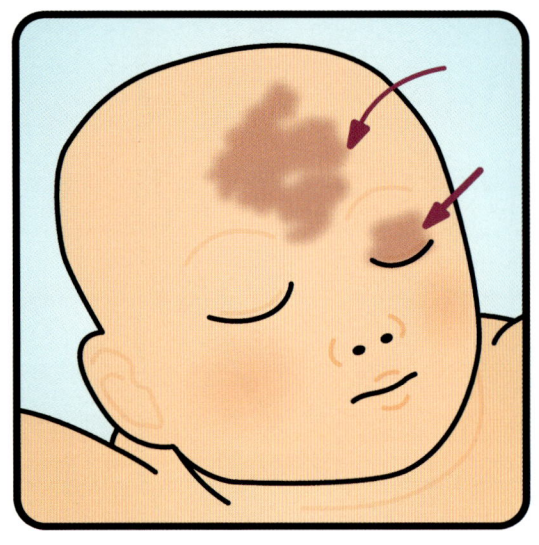 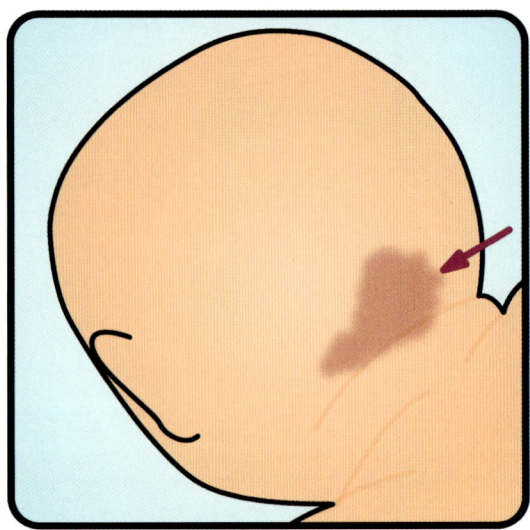

단순 모반은 정상적으로 신생아에게 생기는 분홍색 내지 붉은색 판 모양 피부 병변으로 주로 눈꺼풀, 목 뒤편, 눈 사이에 잘 생긴다. 덜 흔하지만 두피, 코, 입술, 허리에 생기기도 한다. 연어반, 황새가 물었던 자리, 천사의 입맞춤 등 여러 가지 이름으로 불린다.

단순 모반은 피하 혈관이 확장되어 생긴다. 보통 1~2년 내에 옅어지면서 차차 사라지지만, 목에 생기면 더 오래 가기도 한다. 울거나 따뜻한 물에 목욕한 후에는 일시적으로 더 두드러져 보일 수 있다.

약 40~60퍼센트의 신생아가 이런 병변을 적어도 한 개 이상 갖고 있지만 걱정할 필요는 없다. 단순 모반은 정상으로 간주되며, 미관상 거슬릴 뿐 다른 문제는 없다. 눈에 크게 거슬리고 1~2년이 지나도 없어지지 않는다면 피부과에서 레이저 치료를 받을 수 있다. 하지만 충분히 기다리며 저절로 없어지는지 보는 것이 좋다.

배냇솜털

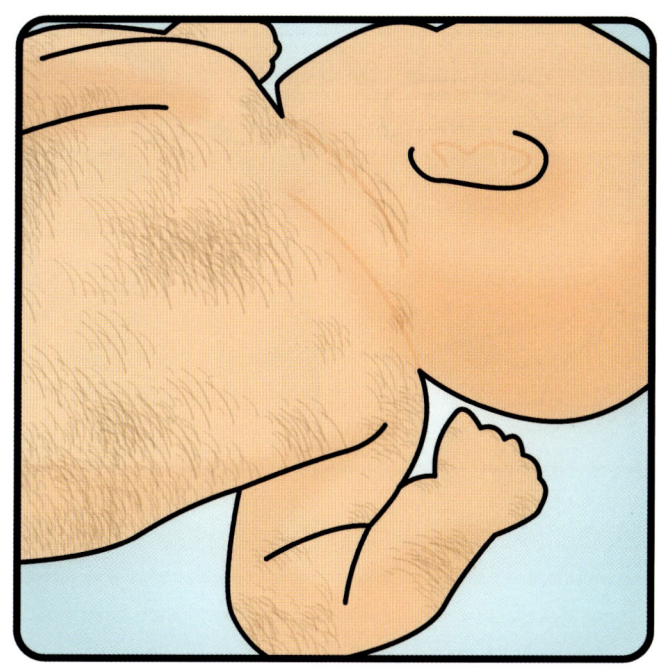

배냇솜털은 때때로 신생아의 몸에서 볼 수 있는 매우 가늘고 보송보송하며 섬세한 털이다. 보통 태어나기 전에 다 빠지지만 간혹 가지고 태어나는 아기들이 있다. 따라서 조산한 아기에게 더 흔히 나타난다. 신생아의 피부는 으레 매끈할 것이라고 기대했던 부모가 아기의 몸이 수많은 잔털로 덮여 있는 것을 보고 깜짝 놀라기도 한다.

배냇솜털은 몸에서 돋아나는 첫 번째 체모다. 보통 임신 4개월 즈음의 태아에서 나타나기 시작하여 임신 5개월이 되면 아기의 몸을 완전히 덮을 정도로 늘어난다. 배냇솜털을 지니고 태어났더라도 생후 3~4개월이 되면 더 가늘고 눈에 덜 띄는 연모(솜털)로 바뀐다.

피부 벗겨짐

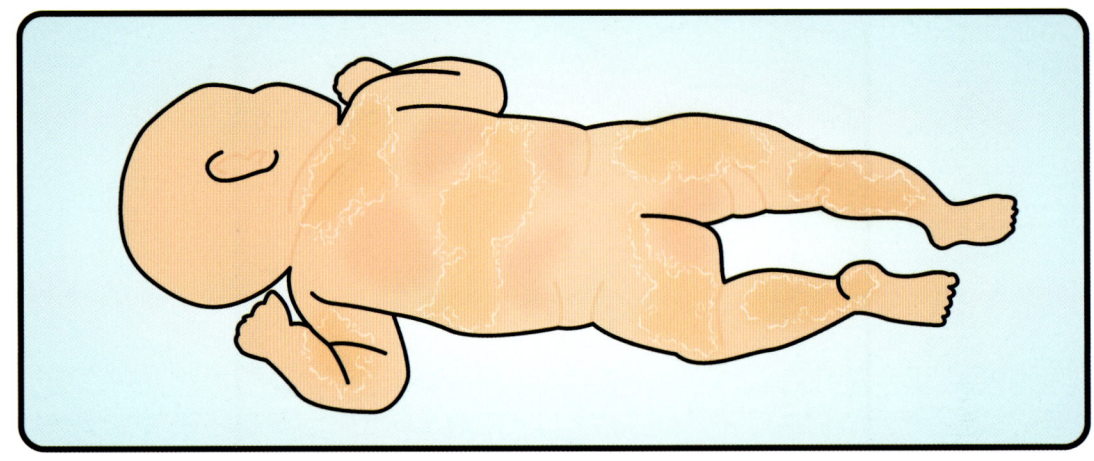

    9개월 동안 잠시도 쉬지 않고 계속 따뜻한 물 속에 몸을 담그고 있었다고 생각해보자. 마침내 물에서 나왔을 때 피부가 마르면서 곳곳이 벗겨지고 새로운 피부가 돋아난다고 해서 전혀 이상하지 않을 것이다.

    신생아가 처한 상황이 이와 꼭 같다. 9개월간 따뜻한 양수 속에 있다가 나왔으니 **피부가 마르고 벗겨진다고** 해서 이상하게 생각할 필요는 없다. 물론 보기에 조금 안 좋을 수 있지만 건강에는 전혀 문제가 되지 않는다. 하루에 몇 번씩 필요한 만큼 보습을 해주면 된다. **로션은 신생아용으로 나온 것이라면 무엇을 쓰든 상관없다.** 보습을 해주지 않아도 몇 주 지나면 저절로 좋아진다.

    신생아를 너무 자주, 또는 너무 길게 목욕시키면 자연적으로 피부에 존재하는 지방이 씻겨 나가 피부가 건조해진다. **목욕은 2~3일에 한 번, 5~10분을 넘지 않는 것이 좋다.** 목욕을 시킬 때는 미지근한 물과 향이 첨가되지 않은 목욕용 세정제를 사용한다.

    물론 아기가 목욕을 너무나 좋아한다면 더 자주, 더 길게 목욕을 시킬 수도 있지만, 이때는 씻겨 나간 피지를 보충하기 위해 로션을 더 많이 발라주는 것이 좋다.

몽골반점

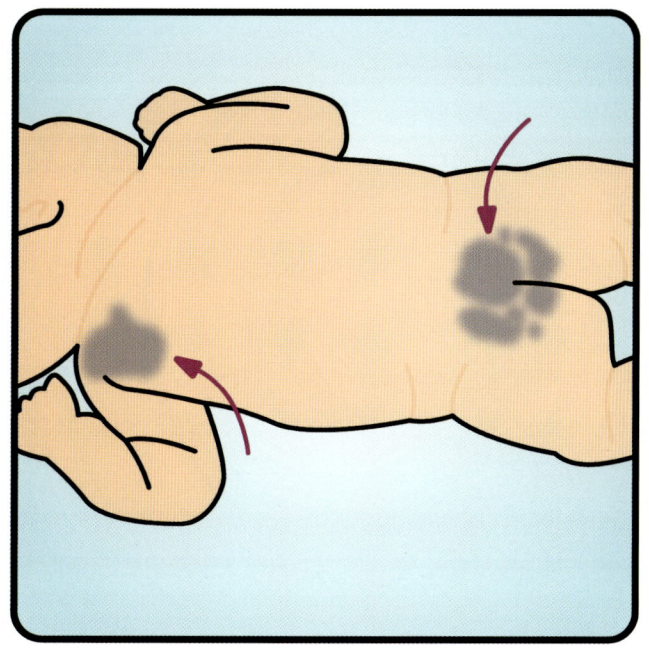

몽골반점은 신생아에서 흔히 보는 반점으로 대개 허리나 엉덩이, 또는 어깨에 나타난다. 색깔은 보통 푸른색이지만 청회색, 어두운 갈색, 또는 검은색에 가까운 청색인 경우도 있다.

몽골반점은 정상적으로 피부 색소를 만들어내는 멜라닌 생성 세포가 피부 표면으로 완전히 이동하지 못하고 피하층에 머물러, 그곳에서 어두운 색깔의 색소를 만들기 때문에 생기는 현상이다.

몽골반점은 이름과 달리 모든 민족의 신생아에서 발견된다. 대부분 5세 이전에 사라지지만 사춘기까지 지속되기도 한다. 미용적인 측면을 제외하면 건강에 아무런 영향을 미치지 않는다. 하지만 몽골반점이 너무 크다면 의사 소견서를 받아 두는 것이 도움이 될 수 있다. 몽골반점을 멍이 든 것으로 오해하여 아동 학대 의심을 받는 경우가 있기 때문이다.

이것만은 기억합시다

- ✓ 유아지방관(지루성 피부염)은 단순한 미관상의 문제로 시간이 지나면 저절로 없어지지만, 심한 경우에는 비듬 방지 샴푸를 바른 후 살살 빗질을 해주면 줄어든다.
- ✓ 습진은 전신적 피부 과민성 때문에 생기는 증상으로 역시 시간이 지나면 좋아진다. 때때로 악화되는 경우에는 로션과 스테로이드 크림을 발라 조절할 수 있다.
- ✓ 독성 홍반은 매우 흔한 피부 발진으로 1~2주 내에 저절로 없어진다.
- ✓ 피지선 과형성은 모체에서 넘어온 호르몬의 영향으로 신생아의 코에 황백색 점이 생기는 현상으로 치료를 하지 않아도 저절로 좋아진다.
- ✓ 미립종은 아주 미세한 양의 피부가 모여서 생긴 작은 병변으로 역시 치료하지 않아도 저절로 좋아진다.
- ✓ 신생아 여드름(신생아 머리 농포증)은 생후 1개월쯤에 가장 심하며 수개월간 지속될 수 있다. 시간이 지나면 저절로 좋아지지만 순한 스테로이드 크림을 발라주면 도움이 되기도 한다.
- ✓ 단순 모반은 피하 혈관이 확장되어 생기는 분홍색 내지 붉은색 반점으로 1~2년 내에 옅어지는 것이 보통이다.
- ✓ 배냇솜털은 신생아의 전신을 덮는 매우 가늘고 섬세한 체모로 3~4개월까지는 모두 빠져 없어진다.
- ✓ 생후 수주 이내의 신생아에서 피부가 벗겨지는 증상은 정상적인 과정으로 로션을 발라 보습해주고 목욕 횟수를 2~3일에 한 번으로 줄이면 도움이 된다.
- ✓ 몽골반점은 주로 허리, 엉덩이, 어깨 등에 출생 시부터 존재하는 피부 병변으로 건강에는 아무런 문제가 없다.

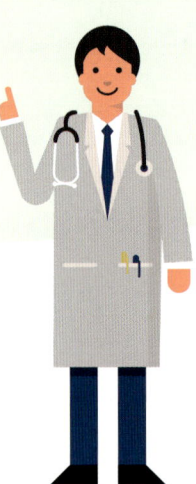

HEAD

제3장

머리

신생아의 사랑스러운 두 눈을 들여다보는 순간 초록색 눈곱이 끼어 있거나 흰자위에 붉은 반점이 보인다. 손으로 아기 머리를 받치고 어르는 데 머리에 커다란 혹이나 딱딱하게 솟아오른 부분이 만져진다. 평화롭게 자던 아기가 느닷없이 코와 입으로 기괴한 소리를 낸다. 초보 부모는 이럴 때마다 가슴이 철렁 내려앉고 불안에 사로잡힌다.

갓 태어난 신생아는 그 작은 몸으로 낯선 세상에 적응해야 한다. 그 과정 중 얼굴에 뚫린 온갖 구멍에서 뭔가가 흘러나오고 막히고 이상한 소리가 나기도 한다. 태어났을 때 아기의 두개골은 여러 조각으로 나뉘어 있는데, 이 뼈들은 몸이 자라고 성숙해지면서 서로 융합하고 단단해진다. 이런 해부학적 변화는 생후 수년간 지속된다.

결국 모든 것이 시간 문제다. 아기가 자라면서 시력은 점점 좋아지고, 사시처럼 보였던 양쪽 눈도 똑바로 일치하며, 외이도는 점점 길어지고, 후각도 갈수록 예민해진다. 호르몬이 정상 상태로 안정됨에 따라 머리카락도 다시 자란다. 부모가 미처 깨닫지 못하는 사이에 코딱지며 눈곱이 차차 없어지고, 숨쉬는 소리도 조용해지며 결국 사랑스러운 눈길을 받으면 미소로 답하는 예쁜 아기를 보게 된다.

탈모

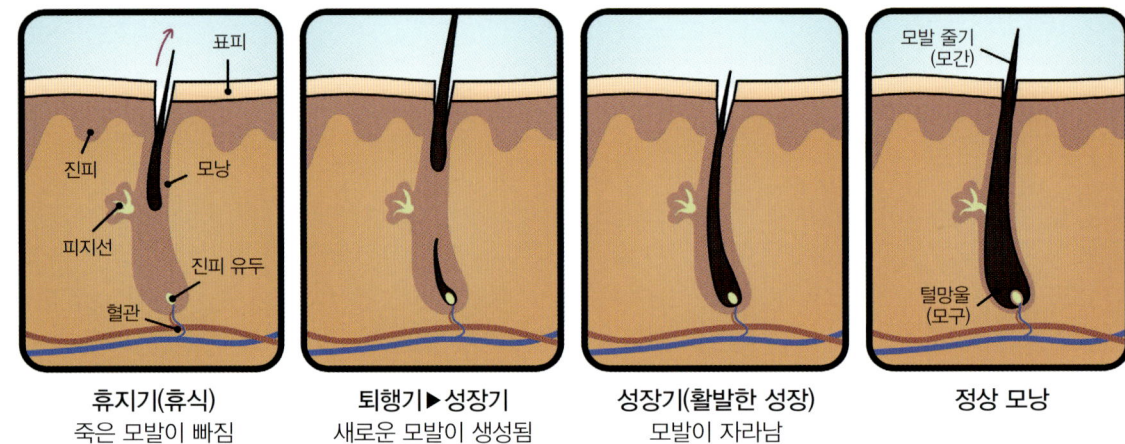

머리카락의 성장은 세 단계로 일어난다.

- **성장기**
- **퇴행기**
- **휴지기**

평상시에는 약 85퍼센트의 머리카락이 활발한 성장기에 있다. 이때 머리카락은 뿌리가 가장 깊으며 빨리 길어진다. 나머지 15퍼센트는 퇴행기를 거쳐 휴지기로 접어드는 과정에 있다. 이때 머리카락은 뿌리가 얕으며 더 이상 길어지지 않고 쉽게 빠진다.

이런 사실이 갓 태어난 아기와 무슨 상관이 있을까? 신생아는 태어나자마자 호르몬이 크게 변동하는 시기를 맞는다(산모도 마찬가지다!). 이에 따라 일시적으로 훨씬 많은 머리카락이 휴지기에 접어든다. 처음 6개월 사이에 대부분의 신생아는 눈에 띄게 머리가 빠지는데 그 이유는 이런 호르몬의 변화 때문이다. 특히 머리를 바닥에 대고 비비는 부분의 머리카락이 잘 빠지므로, 처음 몇 개월간 뒤통수에 머리카락이 없는 모습을 흔히 볼 수 있다.

호르몬 수치가 서서히 정상화되면 아기의 머리카락이 전형적인 85/15퍼센트 성장 패턴을 회복하면서 일시적인 탈모 현상도 없어진다. 흥미롭게도 이런 머리카락의 변화는 산모에게도 나타나는 수가 있다. 역시 출산 후 호르몬의 변화 때문이다.

천문(숨구멍)과 두개골 봉합선

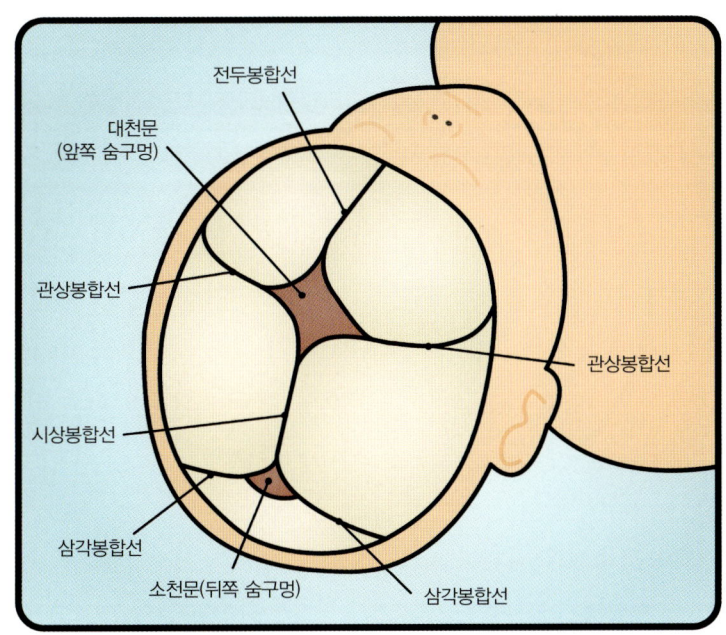

두개골은 한 개의 뼈처럼 보이지만 사실은 전두골 두 개, 두정골 두 개, 후두골 한 개 등 다섯 개의 작은 뼈가 서로 융합되어 만들어진다. 이 작은 뼈들은 봉합선suture이라는 두꺼운 섬유성 물질에 의해 서로 단단히 결합한다.

봉합선은 출산 중 두개골을 이루는 뼈들이 움직이고 겹쳐져 머리가 산도를 안전하게 빠져나오는 데 중요한 역할을 한다. 또한 봉합선은 생후 몇 년간 머리가 자라면서 일차적으로 뼈가 확장되는 부분이다. 그림에서 보듯 봉합선에는 **전두봉합선, 관상봉합선, 시상봉합선, 삼각봉합선** 등 네 가지가 있다.

태어났을 때 아기 머리를 만져보면 두개골을 이루는 뼈들이 서로 겹쳐 길게 솟아오르거나 혹처럼 부풀어오른 부분이 있다. 이것은 정상이며 18~24개월쯤에 모두 없어져 두개골은 전체적으로 매끈한 모양이 된다.

신생아의 두개골에서 봉합선이 교차하는 부분에는 뼈가 존재하지 않는 공간이 있는데, 이를 **천문**이라 한다. 천문은 앞쪽과 뒤쪽에 각각 한 개씩 있다. 앞쪽에 있는 대천문(앞쪽 숨구멍)은 두 개의 전두골과 두 개의 두정골이 만나는 부위로 18~24개월까지도 만져질 수 있다. 부드럽지만 그 아래로 뇌조직을 보호하는 두껍고 질긴 조직이 있으므로 혹시 다치지 않을까 염려할 필요는 없다. 대천문이 가볍게 박동하듯 느껴지는 것 역시 정상이므로 전혀 걱정할 필요 없다. 이런 현상을 보고 대천문을 숨골 또는 숨구멍이라고도 부르지만 호흡과 아무런 관계가 없으므로 이는 잘못된 용어다.

소천문(뒤쪽 숨구멍)은 두 개의 두정골과 한 개의 후두골이 만나는 부위다. 대천문보다 훨씬 작아 잘 만져지지 않으며, 대개 생후 수개월 사이에 완전히 닫힌다.

출산머리부종(산류)

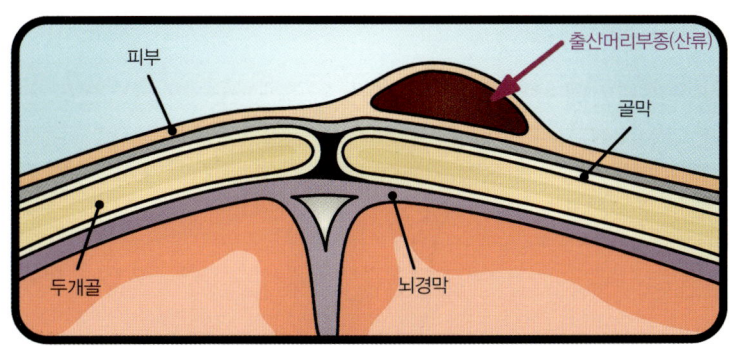

출산머리부종(산류)

출산머리부종(산류)은 흔한 출산 합병증으로 아기 머리가 엄마의 자궁경부/골반에 심하게 마찰되거나, 자궁경부에 의해 두피에 큰 압력이 작용해 머리 일부가 혹처럼 부풀어오른 것이다. 흡입 분만을 시도하면 두피 일부에 압력이 작용하여 출산머리부종이 잘 생긴다.

출산머리부종은 위와 같이 여러 가지 이유로 인해 **뼈를 덮고 있는 골막 위에 혈액과 혈장이 고여서 생기기 때문에 두개골의 중심선을 넘는 것이 특징이다**. 따라서 상당히 클 수 있으며 때로는 아기의 머리가 고깔을 쓴 것처럼 보이기도 한다. 그러나 출산머리부종은 큰 문제를 일으키지 않으며 아주 심한 경우라도 며칠 내에 사라진다.

두개혈종

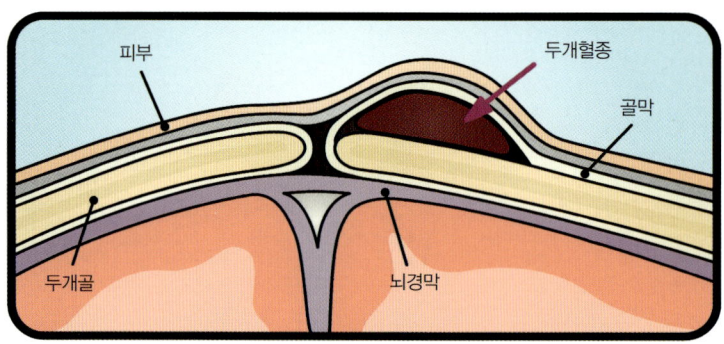

두개혈종

두개혈종 역시 흔한 출산 합병증이다. 두개혈종은 두개골과 뼈를 덮고 있는 질긴 막(골막) 사이에 있는 혈관이 터져서 생긴다. 이렇게 되면 흘러나온 피가 뼈와 골막 사이에 고여 머리에 말랑말랑한 덩어리가 만져진다. 출산머리부종과 다른 점은 골막 아래에 생기기 때문에 두개골의 모양을 따라 형성된다는 점이다. 따라서 **두개골의 중심선을 넘지 않는다**.

두개혈종은 대개 큰 문제를 일으키지 않으며 수주간에 걸쳐 서서히 없어진다. 크기가 줄면서 골막 아래 고인 피가 석회화되기 때문에 가장자리가 딱딱하게 만져진다. 가운데는 말랑말랑하기 때문에 언뜻 함몰 골절이 생긴 것처럼 보이므로 부모들이 깜짝 놀라 병원으로 뛰어오곤 한다. 이것은 정상이며 시간이 지나면 모두 저절로 사라진다.

때때로 두개혈종이 생기면서 출혈량이 많으면 많은 숫자의 적혈구가 파괴된다. 적혈구가 파괴되면 노폐물로 **빌리루빈**이 생성되므로 결국 심한 황달이 일어날 위험이 있다. 이때는 광선치료를 하면서 빌리루빈 수치를 면밀히 모니터링해야 한다.

납작한 머리

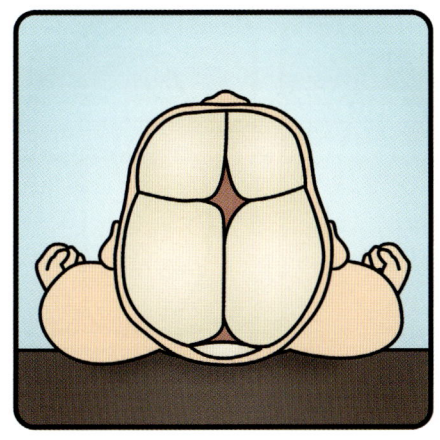
정상 형태의 두개골

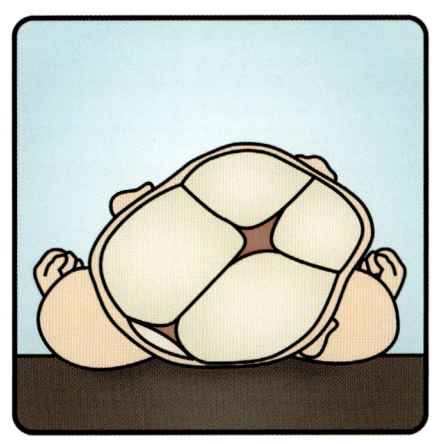
자세에 따라 납작해지고 뒤틀린 두개골

갓난아기들은 똑바로 누워서 자는 경우가 많기 때문에 흔히 **뒤통수가 납작**해진다. 비정상이라 할 수는 없지만 아기 머리가 납작해지는 것을 좋아할 부모가 어디 있겠는가?

그러니 잘 때, 젖을 먹일 때, 놀 때, 여행할 때 머리가 눌리는 부분을 자꾸 바꿔주는 것이 좋다. 예를 들어, 젖을 먹일 때도 오른쪽 팔로 안았다 왼쪽 팔로 안았다 하며 자세를 바꿔주는 것이다. 유아용 카시트에 앉힐 때는 담요나 작은 타월을 돌돌 말아(느슨하게 말면 자칫 질식할 수 있으므로 단단히 말아야 한다) 아기의 머리 방향을 때때로 바꿔준다. 침대에 눕혔을 때 창문이나 문, 또는 환풍기에 시선을 고정하는 아기도 있다. 이때는 침대 자체의 방향을 돌려서 같은 물체를 보더라도 머리의 위치를 바꾸도록 해주면 좋다.

납작한 머리는 3세 정도 되면 아무런 조치를 취해주지 않아도 거의 항상 동그란 모양을 회복한다. 하지만 부모들은 혹시라도 머리 모양이 일그러질까 봐 전전긍긍한다. 이런 불안 심리를 이용하여 아름답고 둥그런 머리 모양을 만들어준다며 '두상 교정 헬멧'이란 것을 만들어 파는 업체까지 등장했다. 예외적으로 심하게 머리 모양이 일그러졌다면 이런 제품이 도움이 될지도 모르지만, 대부분 그냥 두어도 예쁜 두상을 갖게 되며 특히 머리카락이 자란 후에는 정말로 아무 문제가 되지 않는다. 정 걱정이 된다면 헬멧 상담을 받기 전에 우선 소아과 의사와 상의해 보자.

두개골 조기유합증

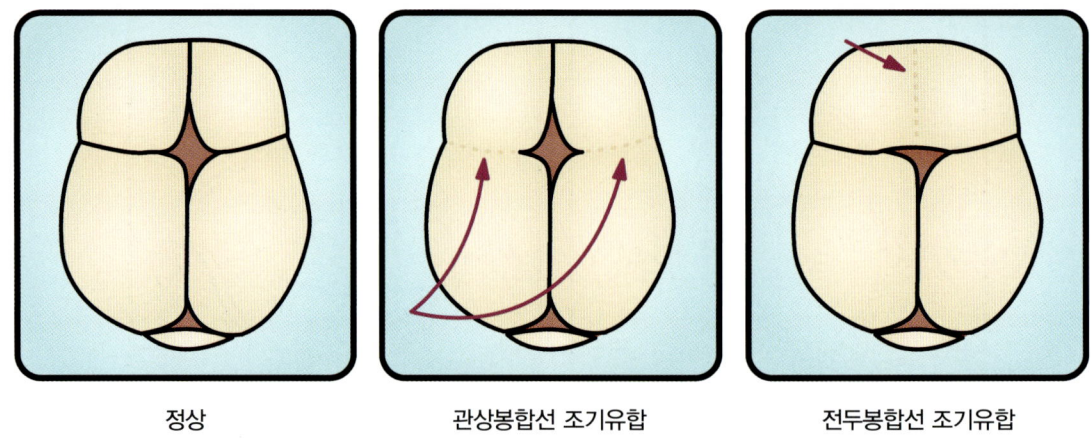

정상　　　　　　　관상봉합선 조기유합　　　　　　　전두봉합선 조기유합

두개골 조기유합증은 한 개 이상의 두개골 봉합선이 너무 빨리 융합되어 두개골의 형태가 변형되는 상태를 말한다. 한 개의 봉합선만 조기유합된다면 미용적인 문제에 그치지만 두 개의 봉합선이 침범되면 뇌가 성장할 공간이 제한되어 뇌 손상이 일어나고 발달에도 문제가 생긴다.

　다행히 두개골 조기유합증은 상당히 드물다. 두개골이 변형된 경우는 대부분 아기를 한 방향으로만 눕혀 놔서 한쪽이 납작해진 경우다. 소아과 의사는 신생아 검진 시마다 주기적으로 머리둘레를 측정하고 두개골의 모양을 관찰하여 추가적인 검사나 조치가 필요한지 판단한다.

귀에서 냄새가 나요

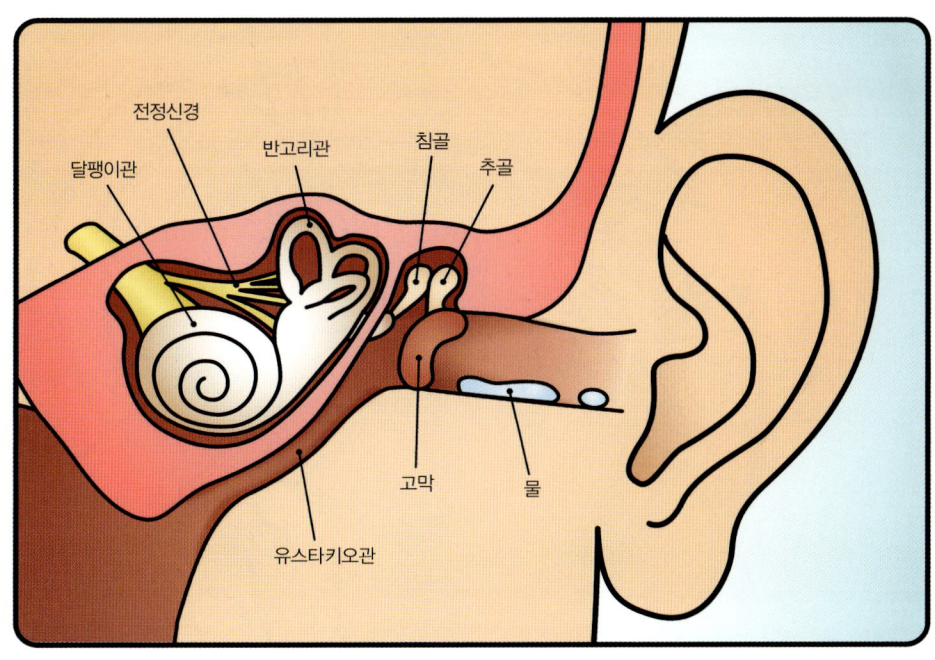

갓난아기는 항상 아주 좋은 냄새가 나지만, 그렇지 않은 부위도 몇 군데 있다. 어떤 곳은 명백하지만, 그렇지 않은 곳도 있다. 예를 들어, 신생아의 **외이도에 물이 고여 있을 경우** 귀에서 약간 또는 심하게 악취가 날 수 있다.

아기를 목욕시킬 때 귀에 물이 들어가는 것은 피할 수 없는 일이다. 신생아는 귓구멍이 매우 좁기 때문에 물이 빨리 증발되지 않는다. 이렇게 되면 종종 귀에서 '젖은 수건' 같은 냄새가 난다. 어른도 손가락을 귓구멍 깊숙이 넣었다가 빼보면 비슷한 냄새가 날 것이다!

이런 냄새가 유쾌한 것은 아니지만 전혀 걱정할 필요는 없다. 치료를 해야 하는 것도 아니다. 목욕을 시킨 후 귓속을 열심히 닦아내는 부모들이 많다. 외이도 입구 근처를 면봉 같은 것으로 닦고 말려주는 것은 안전하지만, **면봉이나 다른 기구를 귓속 깊숙이 넣어서는 안 된다**. 이렇게 하면 귀지가 외이도 깊숙이 들어가 귓구멍이 막힐 수 있으며, 자칫 외이도의 피부를 자극하거나 손상시켜 피부 감염이 생길 수도 있다.

귀지

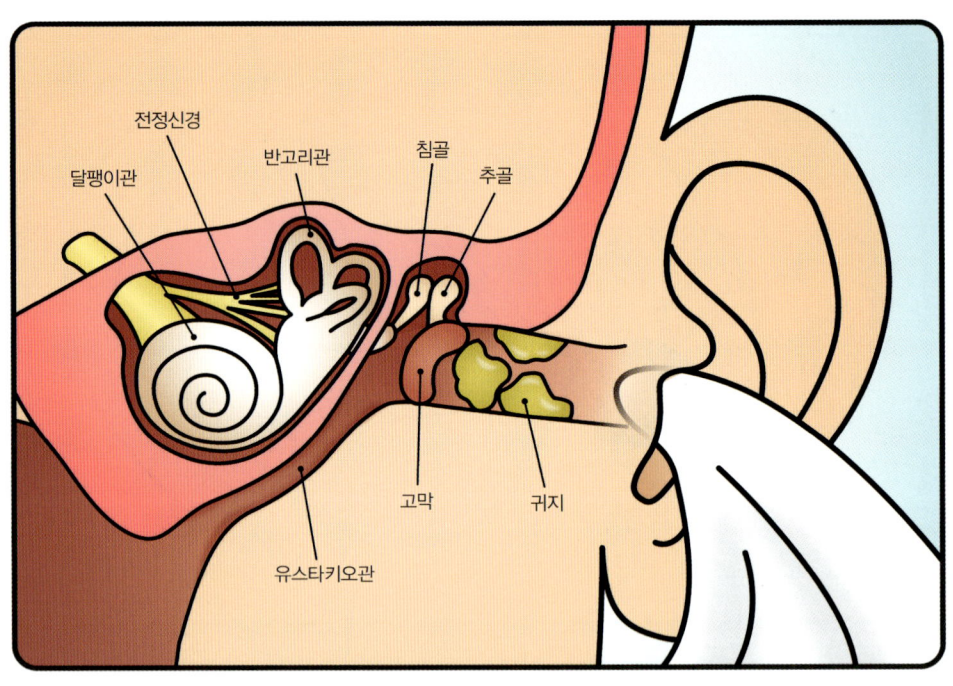

    귀지를 없애지 못해 안달하는 부모가 많지만, 사실 귀지는 여러 가지 중요한 기능을 수행한다. 예를 들면, 외이도의 피부에 방수 보호막을 제공한다거나, 먼지를 비롯하여 다양한 입자가 귓속 깊숙이 들어가지 않도록 포획한다거나, 항균 작용이 있어 감염을 막아준다. 결국 **귀지는 외이도를 전반적으로 보호하는 역할을 한다**. 우리 몸은 이런 목적을 위해 끊임없이 귀지를 만들어낸다.

    귀지는 건드리지 않아도 시간이 지나면서 저절로 외이도 밖으로 빠져나온다. 목욕할 때 귓속에 물이 들어가는 것도 정상적인 귀지의 이동을 돕는다. 귀에 약간의 물이 들어가는 것은 안전할 뿐 아니라 바람직한 셈이다.

    귀지가 외이도의 눈에 잘 띄는 곳에 있다면 젖은 헝겊으로 조심스럽게 닦아내면 된다. 앞에서 말했듯 면봉이나 다른 기구로 귓속을 청소하려다가는 귓구멍을 막거나 감염을 일으키기 쉽다.

    대부분 귀지는 딱 적당한 만큼만 생긴다. 하지만 귀지가 너무 많이 생기는 어린이도 있다. 이때는 외이도가 귀지로 막히지 않도록 소아과 의사의 도움을 받아야 한다.

사시(斜視)

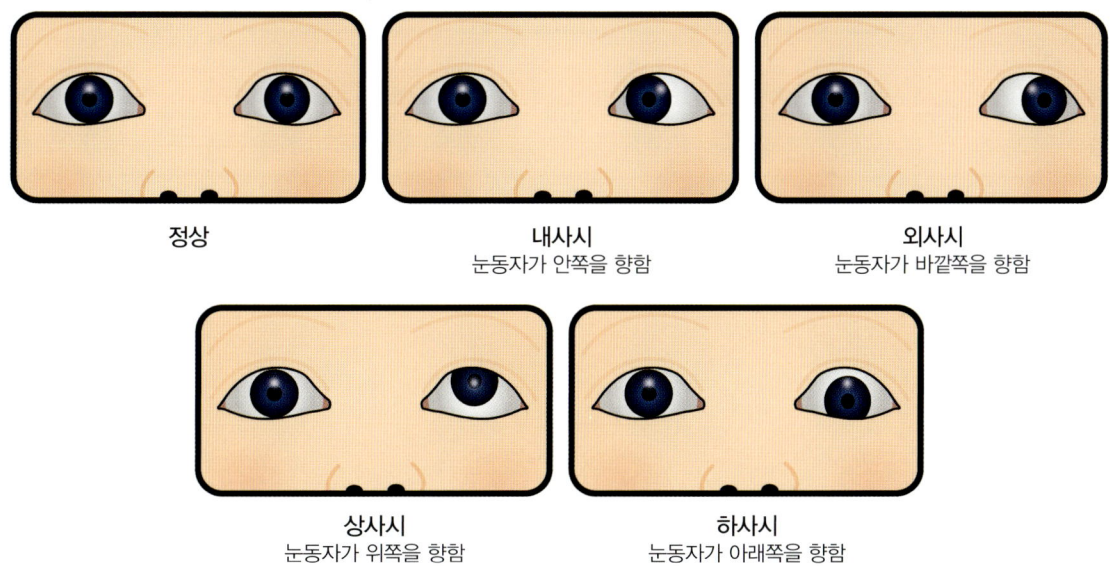

아기의 얼굴을 찬찬히 들여다보다가 눈동자의 방향이 생각과 달라 걱정에 휩싸이는 경우가 종종 있다. 갓난아기는 시력이 극히 나빠 20~30센티미터 떨어져 있는 물체에만 초점을 맞출 수 있다. 또한 안구를 움직이는 근육들(외안근)도 미숙하다. 따라서 눈동자가 올바른 방향을 잡지 못하고 멋대로 움직이는 경우가 종종 있는데, 이때 아기의 눈을 들여다보면 시축視軸이 맞지 않는 것처럼 보인다. 특히 생후 4개월 이하의 아기에게 이런 일이 자주 생긴다. 하지만 시력이 점점 좋아지면서 시축도 제 방향을 잡아가며, 4개월이 지나면 양쪽 눈이 같은 방향으로 움직인다.

4개월이 지난 아기가 시축이 일치하지 않는 것처럼 보인다면 소아과 의사를 만나야 한다. 4개월이 지났는데도 항상 시축이 일치하지 않는다면 사시斜視일 수 있으며 반드시 소아안과 전문의의 진찰을 받아야 한다.

가성사시

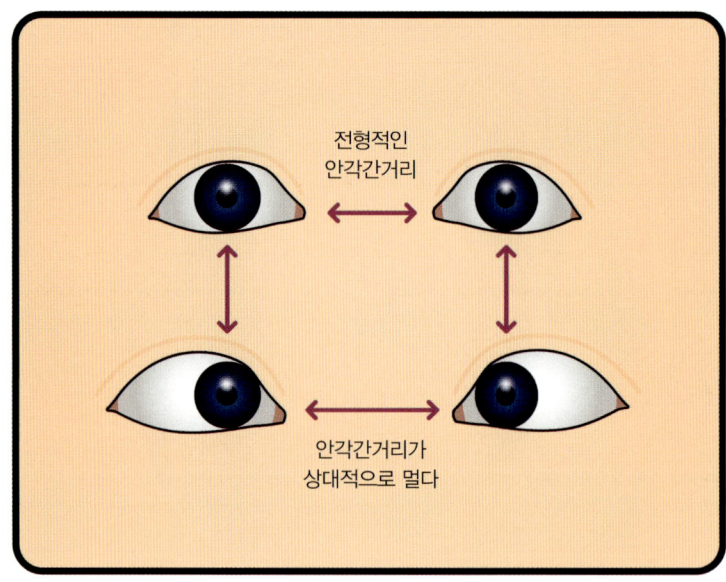

진정한 **사시**는 양쪽 눈의 시축이 일치하지 않는 상태로, 반드시 소아안과 전문의의 진찰을 받아야 한다. 반면 **가성사시**는 사시처럼 보일 뿐인 상태로 치료가 필요없다.

가성사시는 양쪽 눈의 시축이 일치하지 않는 것처럼 보이지만 사실은 아무런 문제가 없는 상태를 가리킨다. 이렇게 보이는 이유는 **안각간거리**, 즉 양쪽 눈 사이의 거리가 평균보다 넓어서 동공이 실제보다 더 가까운 것처럼 보이기 때문이다.

가성사시는 인종과 민족에 관계없이 관찰되지만 특히 미국 원주민과 동북 아시아인에게 가장 흔하다. 얼굴 모양이 성숙해지면서 원래 넓었던 콧등이 점점 좁아지면 차차 사시처럼 보이지 않게 된다.

눈곱이 자주 끼는 아기

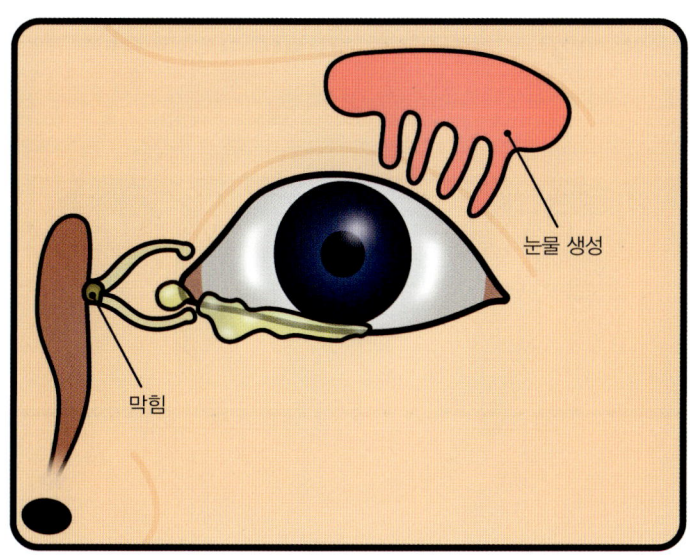

안구를 촉촉한 상태로 유지하기 위해 우리 몸에서는 끊임없이 소량의 눈물이 만들어진다. 이 눈물은 눈물관을 통해 코로 빠져나간다. 다시 말해 **눈물관은 눈의 하수도**라고 할 수 있다.

갓난아기는 몸이 작기 때문에 눈물관도 아주 작다. 따라서 점액이나 다른 불순물로 막히기 쉽다. 태어나서 첫 1년 동안은 잠에서 깨어났을 때 눈 주위에 상당히 많은 양의 노란 눈곱이 낀 모습을 흔히 볼 수 있다. 울지 않는데도 눈에 눈물이 그렁그렁 고여 있는 아기도 많다. 하지만 성장하면서 눈물관도 커지기 때문에 이런 문제는 늦어도 돌 전에 저절로 없어진다.

노란 눈곱이 끼는 데서 그치지 않고 눈 주변 피부가 붉어지거나 붓는다면 감염일 수도 있다. 이런 일은 흔치 않지만 그렇게 보인다면 빨리 소아과 의사를 만나는 것이 좋다.

눈물관이 막혔을 때는 그쪽 눈과 코 사이를 하루 3~4번 몇 분간 부드럽게 마사지해주면 좋다. 마사지하는 동안 따뜻한 수건을 대주는 것도 도움이 된다.

돌이 지났는데도 눈물관이 막혀있다면 소아안과 전문의를 만나야 할 수도 있다. 하지만 대부분 아무런 치료를 하지 않아도 저절로 좋아진다.

결막하 출혈

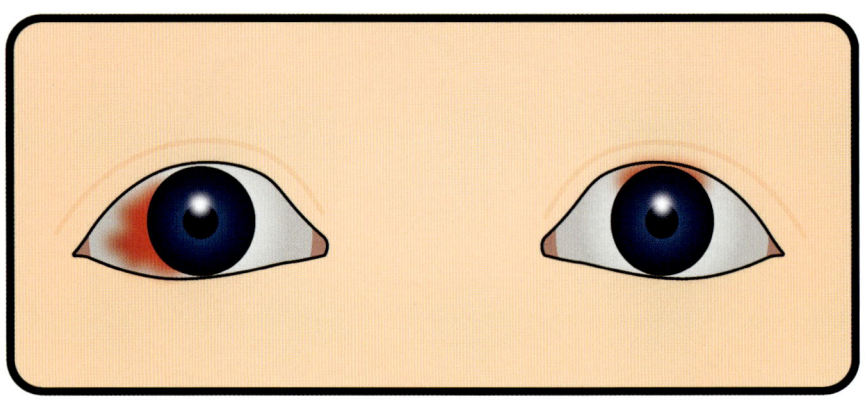

결막하 출혈은 눈의 흰자위에 출혈이 있는 것처럼 보이는 현상이다. 출산 과정에서 안구의 작은 혈관들이 터져서 생기는 것으로 신생아에게 매우 흔하다. 때에 따라 출혈 부위가 눈의 거의 전부를 덮을 만큼 큰 경우도 있지만, 사실 출혈량은 매우 적다. 아무리 심해 보여도 며칠이면 저절로 좋아진다. 좋아지는 동안 멍든 것처럼 약간의 색깔 변화가 지속되기도 한다.

결막하 출혈은 아프지 않으며, 시력에 영향을 미치지도 않는다. 때때로 얼굴에 멍이 든다든지 이마에 아주 작은 보라색 내지 붉은 점이 나타나는 등 출산 시 압력을 받은 자국이 신생아의 얼굴에 나타나는 경우도 있지만 역시 걱정할 필요는 없다.

코막힘

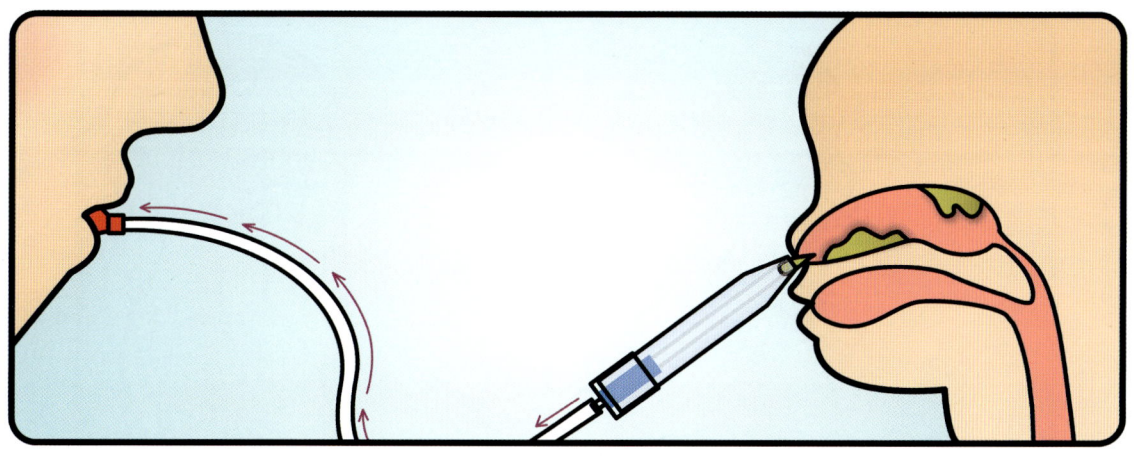

처음 2~3개월간 아기는 콧물 때문에 재채기를 하거나 숨쉬는 소리가 시끄럽게 들린다. 감기나 알레르기 때문이 아니다. 그저 **코를 드나드는 온갖 입자의 자극에 적응하는 과정**일 뿐이다. 숨쉴 때 스타워즈에 나오는 다스 베이더처럼 음산하고 무시무시한 소리가 날 수도 있다! 이때는 신생아가 얼마나 작은지 다시 한번 상기하자. 당연히 콧속의 공기가 드나드는 통로도 너무나 작다. 약간의 콧물만 있어도 숨쉴 때 시끄러운 소리가 나는 것이다.

크게 걱정할 필요는 없지만 정 아기가 딱하다면 콧물 흡입 기구로 콧속을 청소해줄 수 있다. 약국에서 파는 비강용 식염수를 한두 방울 떨어뜨린 후 15~30초 정도 기다렸다가 기구를 사용하여 흡입해주면 된다. 하지만 코에서도 저 뒤쪽에 있는 점액은 잘 나오지 않으므로 무리하게 흡입하지 않도록 한다. 아기 방에 가습기를 틀거나 머리를 약간 올려주는 것도 도움이 될 수 있다. 모든 문제를 간단히 해결하는 방법은 없다. 아기의 몸이 점점 커지면서 콧속도 넓어져 저절로 문제가 해결된다고 생각하면 조금 마음이 편해질 것이다.

딸꾹질

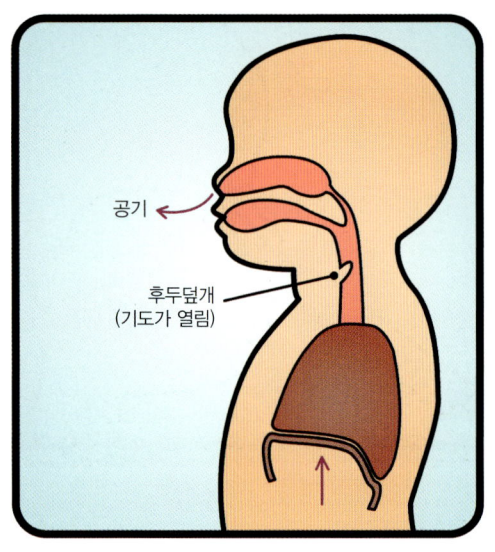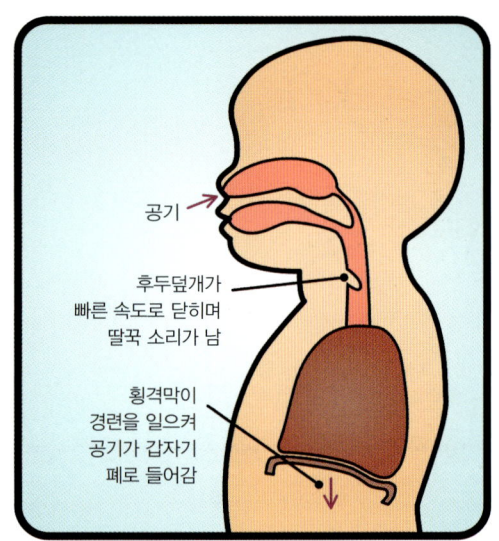

딸꾹질은 횡격막이 불수의적으로 수축함에 따라 성대가 닫히면서 특징적인 '딸꾹' 소리가 나는 현상이다. 원인은 다양하지만 유아에서 가장 흔한 원인은 우는 것, 공기를 삼키는 것, 위식도역류, 너무 빨리 먹는 것 등이다.

딸꾹질은 위험하지 않다. 보통 아기보다 부모가 더 힘들어한다. 누구나 알듯이 시간이 지나면 저절로 가라앉는다. 딸꾹질 빈도를 줄이려면 자주 트림을 시키거나, 젖을 빨릴 때 아기의 자세를 바꿔주거나, 젖병을 사용한다면 분유가 천천히 흘러나오는 젖꼭지를 쓰는 등의 방법이 있다. 어떤 방법을 쓰든 신생아는 자주 딸꾹질을 하게 마련이다. 아기가 자라면서 점점 빈도가 줄어든다는 점을 기억하자.

엡스타인 진주와 본 결절

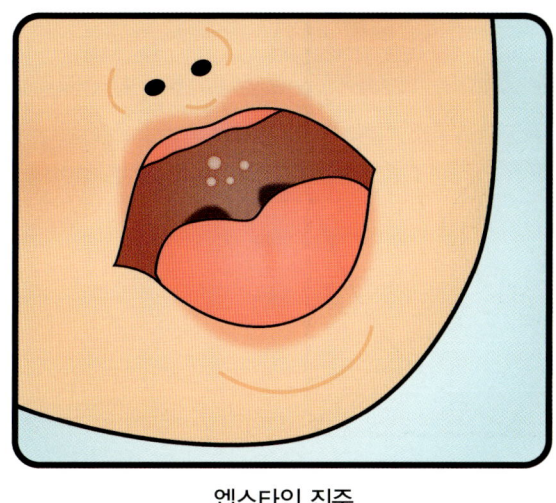
엡스타인 진주

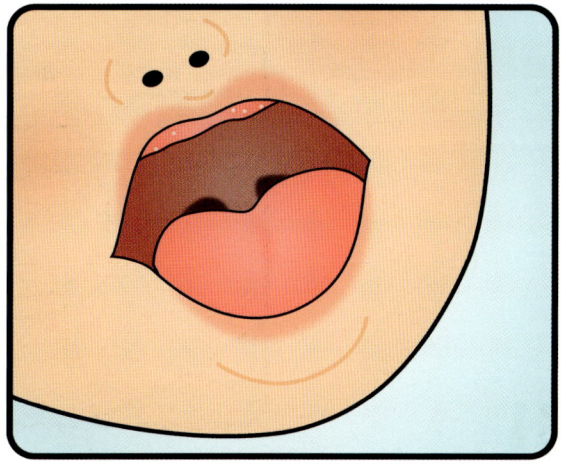
본 결절

엡스타인 진주와 **본 결절**은 입속에서 피부 세포가 이동하지 못하고 한곳에 모여 아주 작고 하얀 점처럼 보이는 것이다. 엡스타인 진주는 입천장 가운데와 그 주변에 나타나는 반면, 본 결절은 잇몸을 따라 나타난다.

본 결절은 잇몸에 나타나기 때문에 종종 치아가 아닌가 혼동을 일으키기도 한다. 하지만 치아의 법랑질보다 훨씬 부드러우며 원형으로 나타난다는 점이 특징이다.

엡스타인 진주든 본 결절이든 시간이 지나면 저절로 없어지므로 걱정할 필요는 없다.

설소대

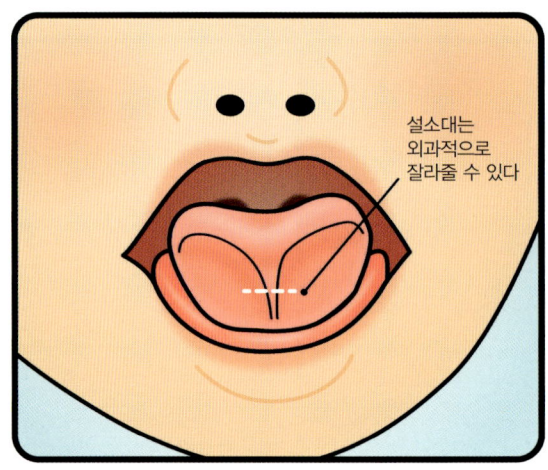

정확한 통계는 없지만 약 1~10퍼센트의 신생아가 **설소대**가 짧은 상태로 태어난다. 즉 혀 밑이나 혀 끝이 입속 바닥에 붙어 있다는 뜻이다. 설소대가 짧으면 혀가 좌우로 움직이는 범위와 혀를 입 밖으로 내밀 수 있는 범위가 제한될 수 있다. 심하면 수유(특히 모유 수유)에 방해가 되거나 말을 시작할 때 발음에 문제가 생길 수도 있다.

짧은 설소대에 대해 제대로 된 연구는 별로 없다. 얼마나 중요한지, 적극적으로 치료해야 하는지에 대해서도 전문가들의 의견이 엇갈린다. 우선 수유에 문제가 있다면 되도록 빨리 수유 상담사, 소아치과 의사, 이비인후과 의사를 만나야 한다는 것은 명백하다.

그러나 아기가 잘 먹고 몸무게도 잘 는다면 전혀 서두를 필요는 없다. 아기가 성장하면 혀가 저절로 길어지고 더 잘 움직이게 되기 때문에 **심하지 않은 설소대 단축은 시간이 지나면서 좋아진다**는 데 대부분의 전문가가 동의한다.

설소대가 아주 짧다면 발음에 지장을 초래할 수도 있겠지만(특히 'ㅌ'과 'ㄴ') 그렇다고 말이 늦거나 발성을 못하는 일은 없다.

설소대는 대개 마취가 필요없이 소아과에서 간단히 잘라줄 수 있다. 하지만 아주 심한 경우에는 수술을 하기도 한다. 수술을 해야 하는지, 한다면 언제 할지는 정해진 원칙이 없고 아기마다 달리 판단해야 한다.

아구창

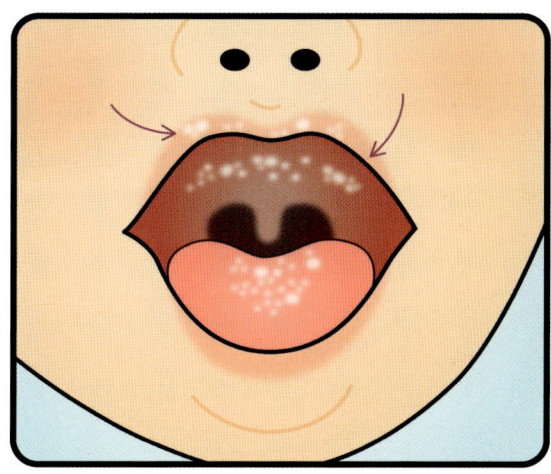

신생아의 혀가 때때로 하얗게 보이는 것은 너무나 흔해서 정상이라고 해도 좋을 정도다. 이렇게 되는 이유는 모유나 분유가 혀 표면을 코팅하듯 덮는 경우가 자주 있고, 때에 따라 혀의 유두 자체가 하얗게 변하기 때문이다(유두란 혀의 표면을 덮은 아주 작은 손가락 모양 돌기를 가리킨다). 그러나 허연 물질이 혀를 두껍게 덮고 뺨 안쪽, 입천장, 입술까지 번진다면 **아구창**이라는 감염증일 가능성이 높다.

아구창은 **칸디다**라는 흔한 곰팡이가 일으키는 감염증이다. 칸디다는 평소에 우리 입속과 피부에서 아무런 문제를 일으키지 않고 살아간다. 하지만 면역기능이 약한 신생아에서는 왕성하게 자라 층을 이루며 입속과 피부를 덮는 경우가 있다. 신생아에서 이런 일은 입속과 기저귀 부위에 주로 생기는데 **입속에서는 허연 아구창으로, 기저귀 부위에는 피부가 벌게지는 기저귀 발진으로 나타난다.**

아구창은 니스타틴이라는 항진균제를 쓰면 쉽게 치료된다. 니스타틴은 위장관에서 쉽게 흡수되지 않기 때문에 매우 안전하다. 보통 허옇게 아구창이 생긴 부위에 하루 네 번씩 2주간 바른다. 재발을 방지하려면 모유를 먹이는 엄마는 젖꼭지에도 바르는 것이 좋다. 분유를 먹인다면 젖병과 젖꼭지를 잘 씻어야 한다.

아기가 자라면서 면역계가 성숙해지고 유익균이 몸에 완전히 자리를 잡으면 아구창과 기저귀 발진이 재발할 위험은 점점 줄어든다.

신생아 치아 관리

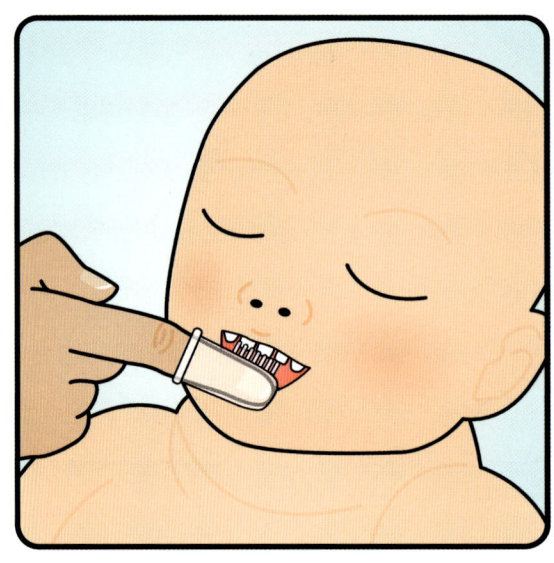

이돋이生齒는 보통 생후 4~6개월 사이에 시작되지만, 시기는 천차만별이다. 태어날 때부터 이가 돋아나 있는 아기도 있고, 돌이 되도록 이가 한 개도 없는 아기도 있다. 언제 이가 돋기 시작하든 2~3세가 되면 거의 모든 아기가 20개의 젖니를 갖는다.

태어났을 때 이가 돋아 있다면 어린이 치과를 가보는 것이 좋다. 드물지만 제거해야 하는 경우도 있기 때문이다. 사실 태어날 때 존재하는 '치아'는 알고 보면 본 결절(47페이지)인 경우가 훨씬 많다. 한편 이돋이가 너무 늦어 걱정인 부모도 있다. 걱정할 일이 아니라 좋아할 일이다. 그동안에는 이를 닦아주지 않아도 되기 때문이다!

모든 아기가 침을 흘린다. 특히 침샘이 왕성하게 자랄 때 그렇다. 따라서 침을 흘린다고 반드시 곧 이가 돋아날 것이라고 생각할 필요는 없다. 아기는 팔다리를 놀리게 되는 즉시 주변 세계를 탐색하는데, 손에 잡히는 것을 모두 입으로 가져가는 것으로 시작한다. 이 또한 곧 이가 돋아날 것이라는 징후는 아니다. 다시 말해, 이가 돋아날 즈음 침을 더 많이 흘리고 뭔가를 자꾸 씹으려는 아기가 있는 것은 사실이지만, 침을 흘리고 뭔가를 씹으려 한다고 해서 반드시 이가 돋아날 때가 된 것은 아니다.

그런 행동은 그저 아기의 본성일 뿐이다!

어떤 아기는 이가 돋아날 때 상당히 힘들어한다. 잇몸을 뚫고 이가 나오면서 많이 보채는 아기도 있다. 하지만 대개 약간 보채는 정도에 그친다. 잇몸의 감각을 일시적으로 무디게 해주는 외용제는 다양한 부작용을 일으킬 수 있으므로(상당히 심각한 부작용이 생기기도 한다) 쓰지 않는 것이 좋다. 가장 좋은 방법은 이돋이 때 쓰도록 고안된 고리 모양 물리개를 냉장고에 넣어두었다가 아기 입에 물려주는 것이다. **절대로 냉동실에 넣어 얼려서는 안 된다. 입에 냉동 손상을 입을 수 있다.** 필요하다면 아세트아미노펜(6개월을 넘었다면 이부프로펜도 쓸 수 있다) 같은 진통제를 쓸 수도 있다.

이가 돋아나기 전까지는 하루 두 번 부드러운 헝겊을 물에 적셔 잇몸을 살살 닦아주면 된다. 꼭 그래야 하는 것은 아니지만 잇몸 건강에 도움이 되는 것은 사실이다. 이가 돋기 시작하면 하루 두 번 불소가 포함된 치약을 쌀알만큼만 사용하여 이를 닦아준다. 3세가 지나면 불소가 포함된 치약의 양을 완두콩 크기만큼 사용해도 좋지만, 부모가 곁에서 치약을 잘 뱉도록 도와주어야 한다.

마지막으로 불소가 들어간 치약에 불안감을 느끼는 부모들이 있다. 불소가 포함된 치약을 계속 삼키면 나중에 영구치에 하얀 반점들이 생길 수 있다. 불소를 삼키지 않는 것이 최선이지만 2014년 미국치과학회는 불소를 삼키는 데 따르는 아주 작은 위험에 비해 일찍부터 불소를 사용하는 이익이 훨씬 크다고 결론 내린 바 있다.

치아 착색

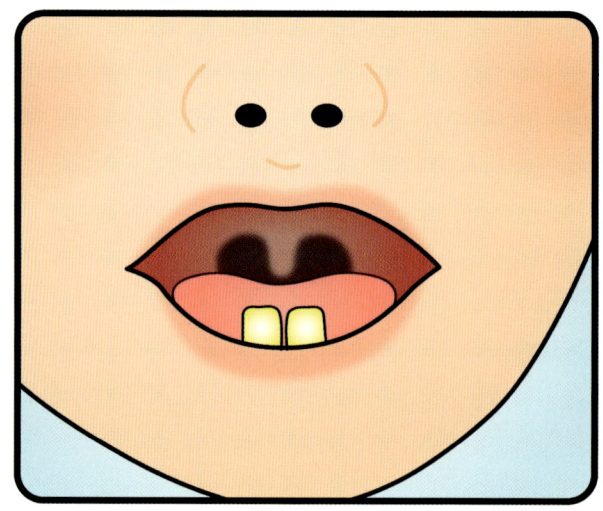

치아는 여러 가지 이유로 **착색**될 수 있다. 젖니 또한 예외는 아니다. 대부분의 치아 착색은 미관상의 문제일 뿐 실제로 건강에 해가 되지는 않는다. 하지만 유아나 취학 전 어린이도 충치가 생길 수 있으며, 이때는 치료를 받아야 한다. 충치의 위험은 식단, 유전, 구강 위생 습관에 따라 결정된다.

치아 착색은 흰색, 회색, 녹색, 주황색, 갈색, 노란색, 검은색 등 다양한 색깔로 나타날 수 있다. 주요 원인은 다음과 같다.

- **치태(플라크)** – 이를 제대로 닦지 않으면 치아에 다양한 색깔의 치태가 낀다. 대개 이를 잘 닦아주면 없어지지만, 아주 딱딱한 치태는 치과에서 제거해야 한다.
- **충치** – 치태를 적절히 제거하지 않으면 충치가 생길 수 있다. 충치는 치아 표면 법랑질에 어두운 갈색/검은색 틈이나 패인 자국이 생긴 것처럼 보인다.
- **약물** – 비타민이나 일부 항생제는 치아를 착색시킬 수 있다.
- **손상** – 젖니에 외상을 입으면 갈색이나 회색으로 착색이 생길 수 있다. 이런 착색은 치아 표면에 생기는 것이 아니어서 칫솔질을 잘 해도 없어지지 않는다.

- **불소 과잉** – 식단에 불소가 너무 많이 들어 있거나, 치약을 너무 자주 삼키면 치아에 희미한 흰색 자국이나 선이 나타날 수 있다.
- **질병** – 치아와 아무 관련이 없는 질병이 치아를 착색시키는 경우도 있다.

젖니에 착색이 나타났다면 우선 칫솔에 치약을 쌀알 크기로 묻혀 잘 닦아본다. 며칠 닦아도 없어지지 않는다면 어린이 치과를 가보는 것이 좋다.

림프절

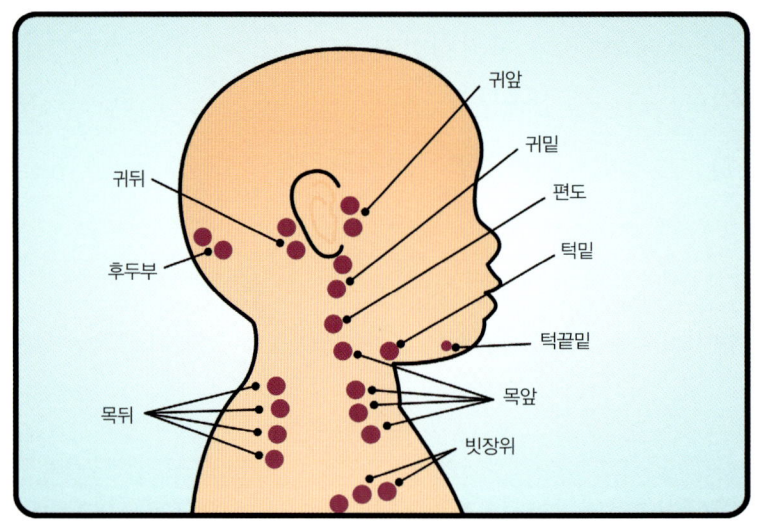

림프절은 면역계가 전투를 벌이는 장소다. 사실상 머리부터 발끝까지 온몸에 걸쳐 분포한다. 겨드랑이, 턱밑, 귀 뒤, 뒤통수, 사타구니 등의 부위에서는 쉽게 만져지기도 한다. (뒤통수에서 림프절이 만져진다고 불안해하는 부모가 많다. 불안해하지 말고 소아과를 찾자. 소아과 의사는 간단한 진찰로 큰 문제가 아니라는 것을 확신시켜 줄 것이다.)

혈액 세포 중 **림프구**는 골수와 흉선에서 만들어져 온몸을 돌아다니다 정기적으로 림프절에 들른다. 특히 몸속에서 병원체를 발견하면 즉시 림프절로 가서 다량의 항체를 만들어낸다. 항체는 병원체를 찾아가 단단히 결합한 후 없애 버린다. 이때 감염 부위 주변의 림프절들이 붓기도 한다. 그렇다고 걱정할 필요는 없다. 대개 면역계는 무사히 병원체를 제거하고, 수주에서 수개월이 지나면 정상 크기로 돌아간다. 그러나 때때로 림프절 자체가 병원체의 공격을 받아 감염되기도 한다. 이때는 림프절이 벌겋게 붓고, 열이 나며, 만지면 아프다.

또한 여러 개의 림프절이 한꺼번에 붓는다면 몇 가지 특정 질환을 의심해야 한다. 이때는 빨리 소아과 의사를 만나야 한다. 하지만 일반적으로 **림프절이 붓는 것은 아기가 건강하며 면역계가 제대로 작동하고 있다는 신호로 받아들여도 좋다!**

사경

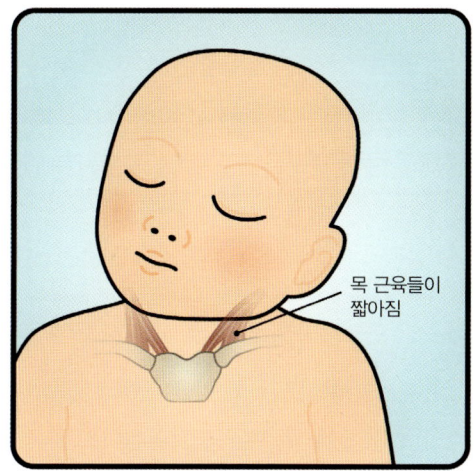
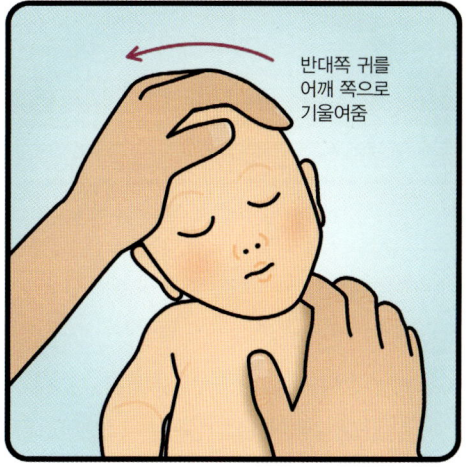

사경(斜頸)이란 문자 그대로 '목頸이 기울었다斜'는 뜻이다. 사경이 있는 아기는 항상 머리를 한쪽으로 삐딱하게 기울이고 있는 것처럼 보이며, 누울 때도 머리가 기울어진 방향으로만 누우려고 한다. 사경만 있는 경우도 있지만, 납작한 머리(37페이지), 또는 발달성 고관절 이형성증(95페이지)이 동반되는 경우도 있다.

사경에서 문제가 되는 것은 귀뒤와 쇄골(빗장뼈)을 연결하는 흉쇄유돌근이라는 근육이다. 때때로 이 근육에서 혹이나 매듭처럼 느껴지는 것이 만져지기도 한다.

사경은 아기가 활발하게 움직이면서 목 근육을 점점 많이 쓰게 되면 대부분 치료를 하지 않아도 저절로 좋아진다. 하지만 스트레칭을 해주면 더 빨리 좋아질 수 있다. 우선 안정적인 바닥에 아기를 똑바로 눕힌 후, 지그시 힘을 주어 머리를 어깨 쪽으로 기울인다. 오른쪽으로 1분간 그 자세를 유지한 후, 왼쪽으로도 1분간 머리를 기울여준다. 하루 6~8회 기저귀를 갈 때마다 스트레칭을 해주면 좋다.

사경은 출생 시부터 나타나는 경우도 있지만 생후 3개월 정도에 나타나기도 한다. 아기가 자궁 속에서 취했던 자세와 관련이 있을 것이라고 생각하지만, 다른 요인들도 작용할 가능성이 있다. 심한 경우에는 물리치료가 필요하며, 아주 드물지만 수술을 하는 경우도 있다. 하지만 대부분의 사경은 심지어 부모가 깨닫기도 전에 좋아지며, 일단 좋아지고 나면 외관은 물론 목을 움직이는 데 아무런 영향을 미치지 않는다.

이것만은 기억합시다

- ✓ 갓난아기의 머리카락이 빠지는 것은 처음 6개월 동안 매우 흔히 나타나는 현상으로 호르몬의 변화 때문이다. 시간이 지나면 머리가 다시 자라나므로 걱정할 필요 없다.
- ✓ 갓난아기의 머리에서 솟아오른 것처럼 만져지는 봉합선과 구멍이 뚫린 것처럼 느껴지는 천문은 모두 정상이며 18~24개월 이내에 사라진다.
- ✓ 출산머리부종(산류)은 분만 과정에서 흔히 생기는 합병증으로 두피에 손상을 입어 혈액과 혈장이 고인 것이다. 아무런 치료를 하지 않아도 문제없으며 대개 며칠 내에 사라진다.
- ✓ 두개혈종 역시 흔한 분만 합병증으로 두개골과 두개골을 둘러싼 골막 사이의 혈관이 터진 것이다. 아무런 치료를 하지 않아도 문제없으며 대개 몇 주 이내에 사라진다.
- ✓ 많은 아기들이 누워있는 자세에 따라 두개골의 일부가 납작해질 수 있다. 대부분 세 살 이내에 정상적인 모양으로 돌아온다.
- ✓ 두개골 조기유합증은 두개골 봉합선이 조기에 융합되어 두개골 모양이 일그러지는 것이다. 자세에 따라 두개골이 납작해지는 경우와 달리 면밀히 관찰할 필요가 있다.
- ✓ 귀에서 냄새가 나는 것은 외이도에 물이 고여 빠져나가지 못하기 때문이다. 일반적으로 외이도 바깥쪽만 깨끗하게 해주는 것이 가장 좋은 방법이다.
- ✓ 귀지는 건강에 이로우며 귓구멍이 완전히 막히지 않았다면 제거할 필요가 없다. 다행히 외이도는 대부분 저절로 깨끗해지므로 귓구멍 바깥쪽만 닦아주면 충분하다.
- ✓ 갓 태어난 아기는 시력이 좋지 않으며 안구를 움직이는 외안근도 미성숙한 상태다. 따라서 종종 사시처럼 보인다. 대부분 4개월 이내에 저절로 좋아진다.
- ✓ 가성사시는 두 눈 사이의 안각간거리가 멀어 생기는 것으로 진짜 사시는 아니다. 의학적으로 아무런 문제가 없으므로 걱정할 필요 없다.
- ✓ 눈물관은 정상적으로 눈에서 생성된 눈물이 빠져나가는 관인데, 갓난아기에서는 매우 좁아 자주 막힌다. 눈물관이 막히면 노란 눈곱이 자주 낀다. 대부분 아무런 치료를 하지 않아도 12개월 이내에 좋아진다.
- ✓ 결막하 출혈은 분만 중 압력을 받아 결막 및 혈관이 터져서 생긴다. 건강에 해롭거나 아프지 않으며, 그냥 두어도 며칠 사이에 저절로 좋아진다.

- ✓ 신생아는 콧속의 공간이 좁기 때문에 조금만 점액이 생겨도 코가 막힌다. 성장하면서 콧속이 점점 넓어지므로 코막힘 역시 저절로 좋아진다.
- ✓ 신생아는 딸꾹질을 자주 하지만 위험하거나 건강상 문제가 되지는 않는다. 아기가 자라면서 저절로 좋아진다.
- ✓ 엡스타인 진주와 본 결절은 피부 세포들이 한데 모여 입천장과 잇몸에 하얀 점이 생긴 것처럼 보이는 것이다. 그냥 두어도 아무런 문제가 없으며 저절로 없어진다.
- ✓ 짧은 설소대는 수유나 발음에 문제가 있다면 치료해야 한다. 그러나 아기가 먹는 데 문제가 없고 몸무게가 잘 늘어난다면 서둘러 치료할 필요는 없다.
- ✓ 아구창은 신생아의 입속에 흔히 생기는 곰팡이 감염증으로 하얀 반점 또는 넓은 판처럼 보인다. 니스타틴이라는 항진균제로 쉽게 치료할 수 있다.
- ✓ 이가 돋아나는 시기는 아기마다 크게 다르다. 따라서 이가 늦게 돋는다고 해서 전혀 걱정할 필요는 없다. 사실상 모든 아기가 결국 젖니 20개를 모두 갖게 된다.
- ✓ 2014년 미국치과학회는 신생아의 이를 닦아줄 때도 불소가 들어있는 치약으로 하루 두 번 쌀알 크기로 사용하라고 권고했다.
- ✓ 치아 착색은 다양한 원인으로 인해 생기지만 대부분 크게 걱정할 필요가 없다. 몇 번 이를 잘 닦아줘도 착색이 없어지지 않는다면 어린이 치과를 찾아야 한다.
- ✓ 림프절은 전신에 걸쳐 분포하며 피부 아래에 작은 고무공처럼 느껴진다. 림프절은 우리 몸의 정상적인 일부로 면역계에서 중요한 역할을 담당한다.
- ✓ 사경이 있는 아기는 머리를 한쪽으로 기울이고 있는 것처럼 보인다. 심한 경우에는 물리치료나 아주 드물게 수술이 필요할 수도 있지만, 대부분 시간이 지나면 저절로 좋아진다.

TORSO

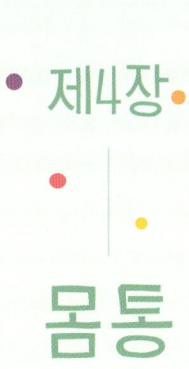

제4장

몸통

아기가 먹기 시작하고 몸무게가 늘면 배를 중심으로 몸통이 빨리 커진다. 그 과정에서 가슴 한복판이 움푹 들어간다거나, 양쪽 젖꼭지에 멍울이 잡힌다거나, 탯줄이 마르고 쪼글쪼글해지고 떨어질 때까지 매일 모습이 달라진다. 초보 부모는 그대로 두어도 괜찮을지 불안해지기도 할 것이다. 전혀 걱정할 필요 없다. 하지만 발달 과정에서 아기의 몸이 주변 환경에 적응하면서 나타나는 변화와 새로운 행동들을 알아둔다면 불필요한 걱정을 덜 수 있다.

젖멍울

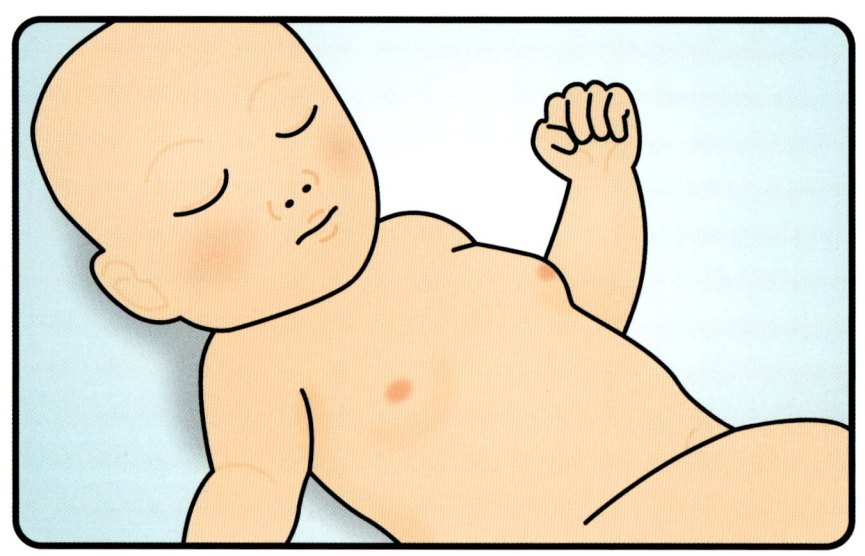

출산 후 엄마는 아기를 먹이기 위해 유방이 커진다. 이것은 호르몬의 작용인데, 그 호르몬이 태반을 통해 아기에게 넘어가 **양쪽 젖꼭지에 멍울이 생길 수 있다**(남자 아기도 마찬가지다). 이것은 매우 흔한 현상으로 일시적이다. 어떤 아기는 실제로 약간의 젖이 흘러나오기도 한다.

더 길게 지속되는 경우도 있지만 대개 몇 주 정도 지나면 호르몬의 작용이 감소하면서 젖멍울도 작아진다. 하지만 크기가 상당히 줄어든 뒤에도 약간의 유방 조직이 남을 수 있다. 이 또한 정상이며 걱정할 필요 없다.

때때로 젖멍울을 빨리 가라앉히기 위해 젖을 짜주는 부모도 있다. 하지만 그렇게 하면 유방 조직에 자극을 줄 뿐 아니라 감염이 생기기 쉬우므로 피해야 한다. 거의 예외없이 시간이 지나면 저절로 사라지므로 가만히 두는 것이 최선이다.

언제라도 아기의 젖꼭지가 벌게지거나 부어오른다면 바로 소아과 의사를 만나는 것이 좋다. 특히 만지거나 누르면 아파하는 것처럼 보일 때는 더욱 그렇다.

정상 심잡음

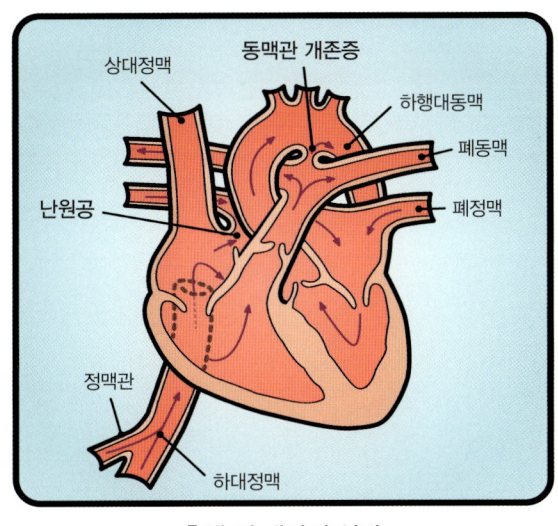

출생 전 태아의 심장

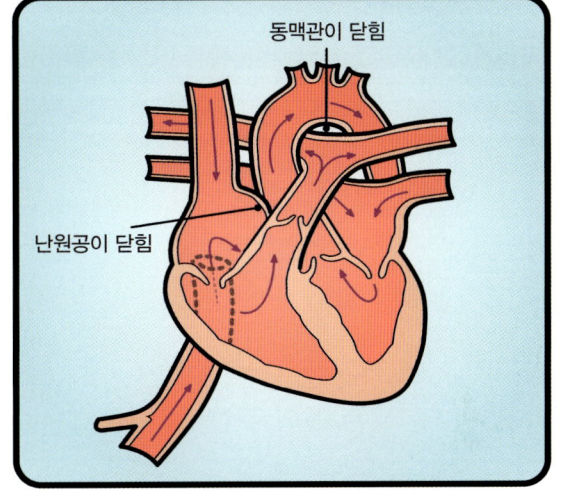

출생 후 신생아의 심장

파이프를 통해 물이 흐르거나 관을 통해 바람이 지나갈 때 소리가 나듯이, 심장 속에서 혈액이 이동할 때도 소리가 난다. 의사는 청진기로 이 소리를 듣는다. 규칙적인 심장 박동 중 정상적이 아닌 소리가 들리는 것을 **심잡음**이라고 한다. 보통 혈액이 빠른 속도로 지나가면서 일종의 와류가 일어나 쉭쉭하는 소리가 난다. 심장병이 있으면 심잡음이 들리는 경우가 많지만, 사실 대부분의 심잡음은 정상적인 심장에서 들린다. 따라서 심잡음이 들린다고 해서 반드시 심장에 기형이나 문제가 있다고 할 수는 없다.

심장에 네 개의 방이 있다고 생각해보자. 각 방에는 두 개씩 문이 나 있다(심장판막). 한쪽 문으로는 혈액이 들어오고, 다른 쪽 문으로는 나간다. 가장 흔한 이상은 두 개의 문 중 하나가 제대로 움직이지 않거나, 네 개의 방 중 하나에 혈액이 드나드는 통로가 두 개 이상인 경우다.

태어난 직후 아기의 몸은 주변 환경에 빠른 속도로 적응한다. 가장 중요한 변화는 그간 태반을 통해 공급받던 산소를 폐를 통해 공급받아야 한다는 점이다. 이를 위해 온몸의 혈류가 큰 변화를 겪는다. 이 시기에는 와류가 일어나는 일이 잦으며 따라서 종종 심잡음이 들린다. 이런 심잡음을 **무해성**

심잡음이라고 하며 수개월간 지속되는 경우도 있지만 대부분 24시간 내에 저절로 사라진다. 사실 건강한 어린이의 80퍼센트 이상이 성장 과정에서 일시적으로 심잡음이 들린다고 한다. 무해성 심잡음은 말 그대로 아무런 해가 없으므로 치료할 필요가 없으며, 심장 기능 역시 100퍼센트 정상이다.

때때로 심잡음이 훨씬 심하거나, 심기형의 증상(숨이 차거나 얼굴 또는 몸통이 지속적으로 푸른빛을 띠는 등)이 동반되는 경우가 있다. (손발이 일시적으로 푸른빛을 띠는 것은 매우 흔하며 그 자체로는 걱정할 필요가 없다.) 정말로 심장의 이상이 의심되면 소아과 의사는 흉부 X선, 심전도(ECG), 심장 초음파 등의 검사를 통해 심장의 상태를 보다 면밀히 파악한다. 하지만 **대부분의 신생아 심잡음은 무해성이며 시간이 지나면 저절로 사라진다.**

복부 팽만

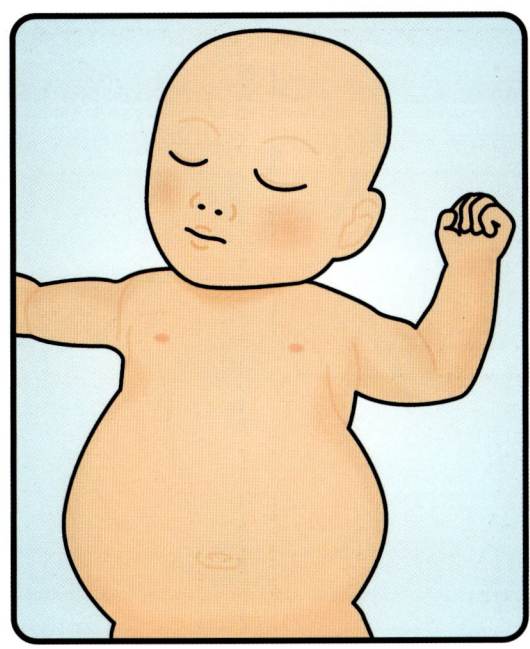

갓 태어난 아기는 다른 신체 부위에 비해 복부가 훨씬 커 보인다. 이것은 정상이며 걱정할 필요 없다.

먹고 나서 시간이 한참 지나면 배는 부드럽게 만져진다. 하지만 위장관에 가스나 대변이 차 있으면 팽팽한 느낌이 들기도 한다. 아기가 잘 먹고, 변도 잘 보며, 편안한 것 같다면 특별한 검사를 할 필요는 없다. 하지만 잘 먹지 않고, 며칠간 변도 보지 않으며, 심하게 보챈다면 소아과 의사에게 보이는 것이 좋다.

복직근 분리

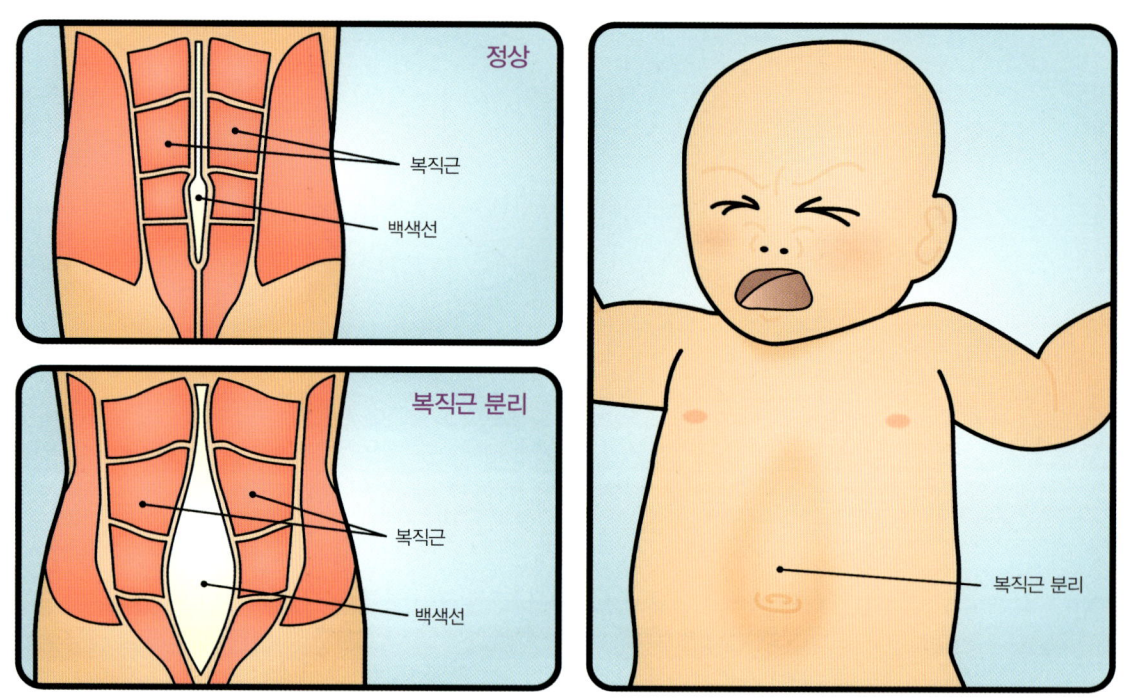

복직근 분리란 흉골 하부에서 배꼽에 이르는 부분이 불룩 솟아올라 보이는 현상이다. 복벽을 구성하는 두 개의 복직근 사이 조직이 단단히 결합하지 못해 복압을 못 견디고 튀어나오는 것이다. 따라서 아기가 울거나 앉아있을 때 등 복압이 높아지면 더 눈에 띈다.

대개 복직근 분리는 저절로 없어진다. 아기가 자라면서 복근이 성장하여 빈틈을 메우기 때문이다. 하지만 드물게 그 틈새로 장이 빠져나와 탈장이 생기는 경우 수술을 하기도 한다.

탯줄

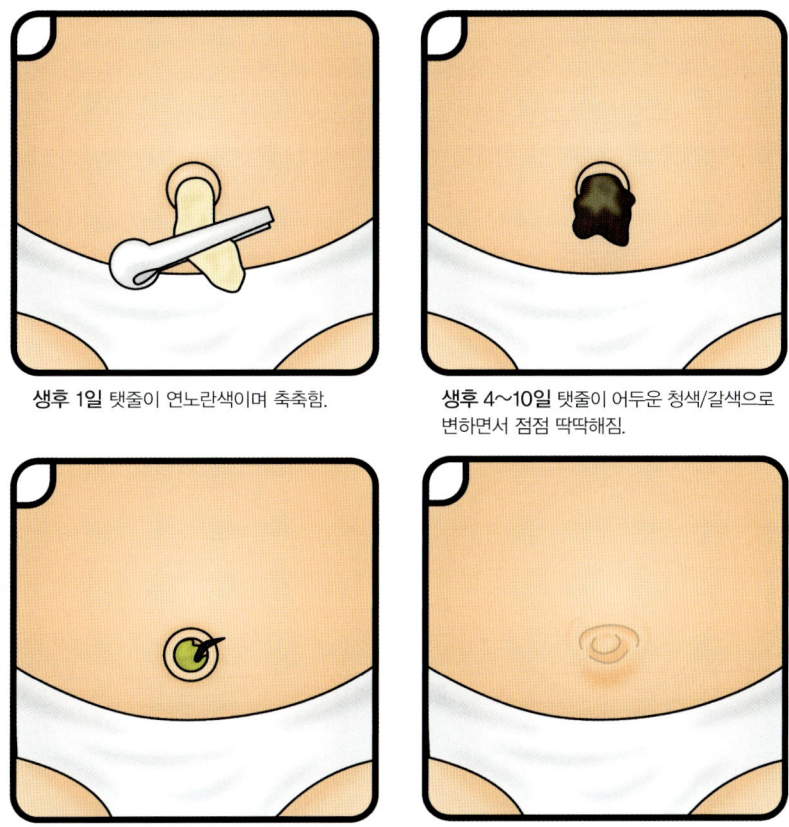

생후 1일 탯줄이 연노란색이며 축축함.

생후 4~10일 탯줄이 어두운 청색/갈색으로 변하면서 점점 딱딱해짐.

생후 10~14일 탯줄이 떨어져 나가고 그 자리에 약간의 조직이 남기도 함. 배꼽은 노란색/녹색이며 축축함.

생후 14일 이후 배꼽이 완전히 아묾.

태어날 때 탯줄을 클립으로 묶고 나면, 아기의 배꼽에는 작은 플라스틱 클립이 매달린 탯줄이 그대로 남는다. 대부분의 병원에서는 아기를 집으로 보낼 때 플라스틱 클립을 제거해준다. 그러지 않았다면 신생아 검진 때 소아과 의사가 제거해줄 것이다.

탯줄은 빠른 속도로 말라 보통 1~2주 내에 저절로 떨어져 나가지만, 때로는 4주까지도 붙어 있는 경우가 있다. 예전에는 탯줄과 그 주변을 열심히 소독해주었지만, 최근 연구에 따르면 때때로 거즈에 깨끗한 물을 묻혀 부드럽게 닦아주는 것 외에는 소독할 필요가 없다는 것이 정설이다. 탯줄이 완전히 떨어져 나갈 때까지는 헝겊에 물을 묻혀 아기의 몸을 닦아주는 방식으로 목욕시키는 것이 좋다. 탯줄이 완전히 떨어져 나가면 통목욕을 시켜도 좋다.

때때로 탯줄이 부분적으로 떨어져 약간 피가 나기도 한다. 대개 저절로 멎지만 깨끗한 거즈로 출혈 부위를 부드럽게 눌러주면 더 빨리 멎는다. 출혈이 15분 이상 지속된다면 소아과 의사를 만나는 것이 좋다.

또한 탯줄 주변 피부가 벌게지거나, 부어오르거나, 심한 악취가 난다면 바로 소아과 의사를 만나 감염이 되었는지 진찰을 받는 것이 좋다.

배꼽 육아종

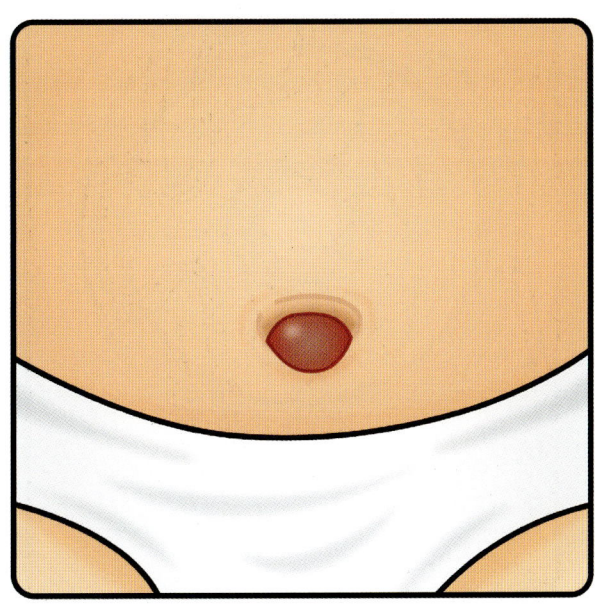

때때로 탯줄이 떨어지고 난 자리에 밝은 빨간색 혹처럼 보이는 것이 자랄 수 있다. 이것을 배꼽 육아종이라고 한다. 육아종에서 소량의 노르스름한 진물이 흘러 주변 피부를 자극할 수도 있다. 육아종 자체는 아프지 않으며 대개 1~2주 내에 저절로 치유된다.

육아종이 낫지 않고 오래 간다면 소아과 의사는 질산은으로 소작하거나 외과용 봉합사로 묶어주는 방법을 쓴다. 육아종이 완전히 아물 때까지는 기저귀가 닿지 않도록 하여 자극을 피하고, 진물이 흘러나오면 거즈에 깨끗한 물을 묻혀 부드럽게 닦아낸다.

배꼽 주변 피부가 벌게지거나, 부어오르거나, 심한 악취가 난다면 소아과 의사를 만나 감염이 되었는지 진찰을 받는 것이 좋다.

배꼽 탈장

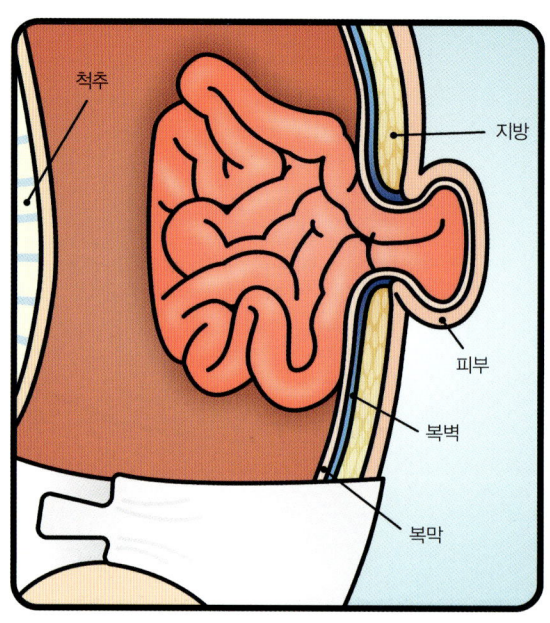

배꼽 주변에 생기는 또 하나의 흔한 문제는 **탈장**이다. 아기가 갓 태어났을 때부터 배꼽 주변의 근육들은 빈틈없이 배를 둘러싸 내부 장기를 보호한다. 하지만 근육들 사이에 **빈틈**이 있어 그 틈을 비집고 장이 튀어나오는 경우가 있다. 특히 아기가 울거나 용을 써서 복압이 높아지면 더 심하게 튀어나온다.

배꼽 탈장은 조산아에게 더 흔하다. 아프지 않으며 건강상 문제가 되는 일도 거의 없다. 따라서 사타구니에 생기는 서혜부 탈장과 달리 빨리 바로잡을 필요가 없으며, 90퍼센트가 2년 이내에 저절로 없어진다. 2년이 넘어도 없어지지 않는다면 수술이 필요할 수도 있지만 대부분 미용상의 이유 때문이다. 배꼽 탈장으로 합병증이 생기는 경우는 매우 드물다.

문화권에 따라 배꼽 탈장이 있는 부위에 동전이나 다른 물질을 올려놓고 테이프 등으로 고정시키는 곳도 있다. 피부에 약간 자극이 될 뿐 해로울 것은 없지만, 배꼽 탈장에는 전혀 도움이 되지 않는다. 대부분의 배꼽 탈장은 아무런 조치를 취하지 않아도 저절로 없어진다.

이것만은 기억합시다

✓ 젖멍울은 호르몬 자극 때문에 생기며 남자 아이에게도 생길 수 있다. 젖꼭지 주변이 벌게지거나 만졌을 때 아파하는 것 같다면 의사를 만나야 한다. 그렇지 않고 멍울만 잡히는 경우에는 대부분 시간이 지나면서 좋아진다.

✓ 출생 후 초기에 들리는 심잡음은 대부분 정상이며 심기형과 관련이 없다. 하지만 아기가 숨이 가쁘거나 얼굴 또는 몸통에 푸르스름한 기운이 오래 지속된다면 즉시 소아과 의사를 만나야 한다.

✓ 대부분의 아기는 배가 유난히 커 보이며, 때로는 상당히 부풀어 드럼처럼 팽팽하게 느껴질 수도 있다. 아기가 잘 먹고 변도 잘 보며 편안해 보인다면 안심하고 지켜보아도 좋다.

✓ 복직근 분리란 흉골 하부에서 배꼽에 이르는 부분이 불룩 솟아올라 보이는 현상이다. 대부분의 복직근 분리는 아기가 자라면서 복근이 성장해 빈틈을 메우므로 저절로 없어진다.

✓ 탯줄은 보통 1~2주 내에 말라서 저절로 떨어져 나가지만, 때로는 4주까지도 붙어 있는 경우가 있다. 종전의 원칙과 달리 때때로 거즈에 깨끗한 물을 묻혀 부드럽게 닦아주는 것 외에는 소독할 필요가 없다.

✓ 탯줄이 떨어지고 난 자리에 배꼽 육아종이 생길 수 있다. 대부분 저절로 좋아지지만 치료가 필요한 경우에는 질산은으로 소작하거나 외과용 봉합사로 묶어준다.

✓ 배꼽 탈장은 배꼽 주변의 근육들 사이에 빈틈이 있어 배꼽이 튀어나오는 현상이다. 대부분 2년 이내에 저절로 없어진다.

DIAPER AREA

제5장

기저귀 부위

초보 엄마 아빠들이 가장 자주 묻는 질문이 바로 기저귀 부위에 관한 것이다. 아기를 낳은 지 얼마 안 되는 부모들은 대변보는 횟수, 대변의 색깔, 냄새, 굳기에 신경을 곤두세운다. 아기가 대소변을 볼 때마다 면밀히 체크해서 기록하고 심지어 그래프까지 그려오는 부모들도 많다!

이렇게 부지런한 태도는 칭찬받아 마땅하지만 둘째 아기를 낳고 나면 복잡한 차트와 그래프는 자취를 감추고 참선하는 사람처럼 고요한 지혜를 얻게 되는 부모들이 많다.

대개 아기는 병원에 있는 동안 소변과 대변을 보기 시작한다. 크게 축하할 일이다! 모든 배설관이 제 할 일을 다 하고 있다는 뜻이기 때문이다. 때때로 배에 가스가 차거나, 변비가 생기거나, 기저귀 발진으로 고생하기도 한다. 아기가 불편해하는 모습은 보기에 딱하지만, 이런 것들은 모두 아기가 자라면서 정상적으로 겪는 일이며 조금만 주의를 기울여주면 금방 좋아진다.

그러니 아이폰 앱을 이용하여 아기의 대변이 어떻게 변하는지 꼼꼼히 기록하고 싶다면 그렇게 해도 좋다. 하지만 굳이 그렇게 하지 않아도 아기가 잘 먹고 몸무게가 잘 늘어난다면 크게 걱정할 필요는 없다.

처녀막 피부 폴립

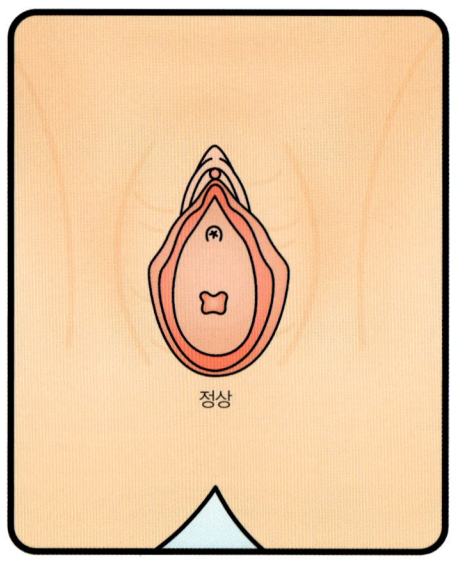
정상

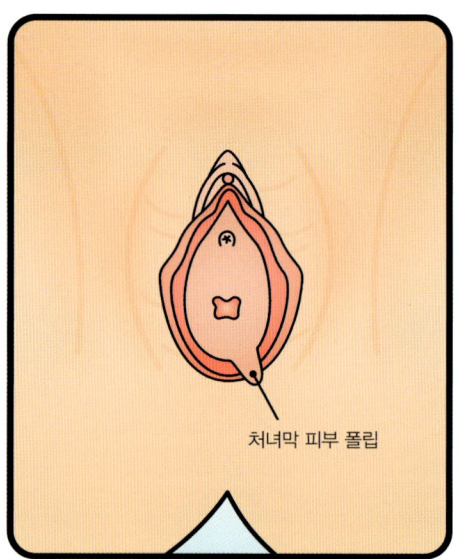
처녀막 피부 폴립

처녀막 피부 폴립은 건강한 여자 아기의 약 3~13퍼센트에서 관찰된다. 대부분 질에서 손가락 모양의 축축한 피부가 비어져 나온 형태다. 위쪽(배꼽 쪽) 또는 아래쪽(항문 쪽)에서 보일 수 있지만 아래쪽에 생기는 일이 더 많다.

처녀막 피부 폴립은 대개 출생 직후에 발견되지만, 외측 처녀막 능선 external hymenal ridge이 천천히 자라나는 경우 생후 며칠 또는 몇 주가 지나서 눈에 띌 수도 있다.

어떤 경우든 처녀막 피부 폴립은 건강상 아무런 문제를 일으키지 않으므로 치료하거나 제거할 필요는 없다. 시간이 지나면 저절로 사라진다.

음순 유착

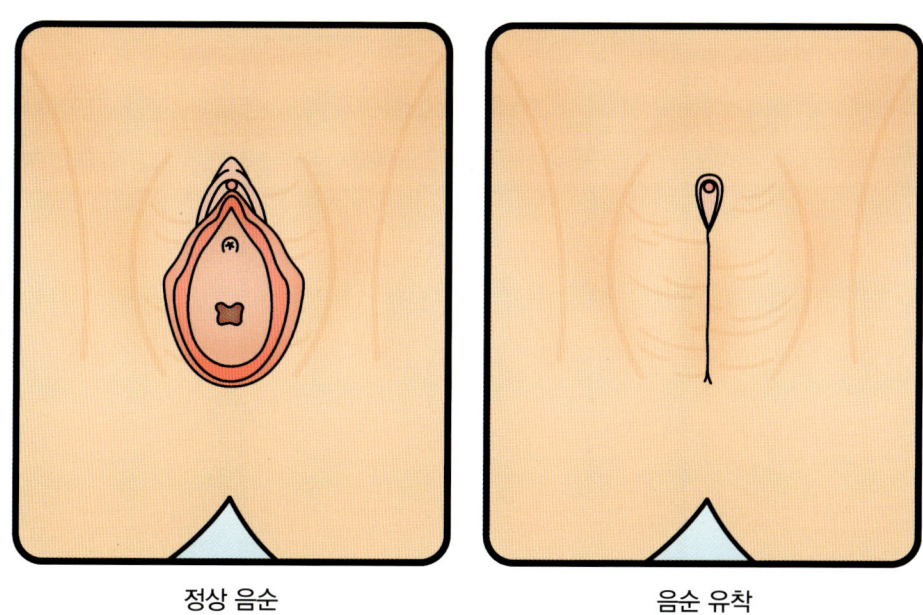

정상 음순   음순 유착

음순 유착은 질 입구의 피부가 접착제로 붙여 놓은 듯 융합된 모습으로 나타난다. 사춘기 전 여자 어린이의 약 3퍼센트에서 존재하며, 대개 3개월에서 3세 사이에 발견된다. 큰 문제를 일으키는 일은 드물며, 80퍼센트는 치료하지 않아도 1년 이내에 저절로 좋아진다.

드물게 소변 배출을 방해하여 소변 가리기 훈련 시 문제가 되거나, 반복적으로 요로감염을 일으키는 수가 있다. 매우 드물지만 유착이 사춘기까지도 해소되지 않으면 월경혈의 배출에도 문제가 생길 수 있다.

대부분 아기가 성숙하여 에스트로겐을 분비하기 시작하면 저절로 좋아진다(에스트로겐은 피부 분리에 도움이 된다). 또한 점점 몸을 잘 움직이게 되어 일상 활동이 늘어나는 것도 유착 해소에 도움이 된다.

소아과 의사는 피부가 분리되는 과정을 돕기 위해 부드럽게 집아당기거나, 에스트로겐 크림을 바르라고 권하는 경우도 있다. 유착이 아주 심하고 저절로 좋아지지 않는다면 소아 비뇨기과에서 외과적으로 피부를 분리하기도 하지만 그런 경우는 드물다.

신생아 혈성 질 분비물

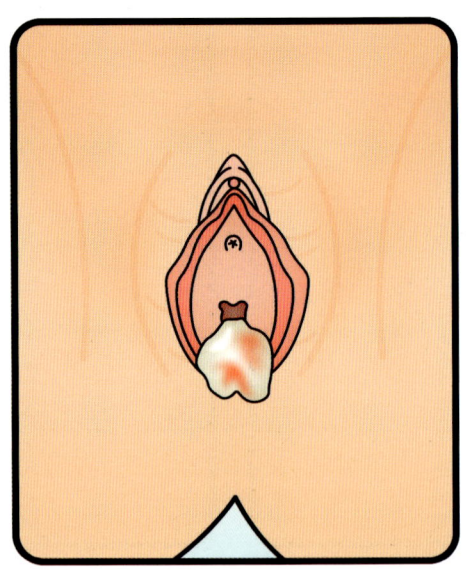

여자 아기들의 질에서 **흰색 분비물**이 나오는 일은 매우 흔하다. 때때로 생후 몇 주 내에 피 섞인 분비물이 소량 흘러나오기도 한다. 역시 출생 후 호르몬의 급격한 변화에 의해 생기는 현상이다. 모두 정상이며 전혀 걱정할 필요 없다. 필요하다면 면봉이나 거즈를 물에 적셔 깨끗이 닦아주면 된다.

포경수술

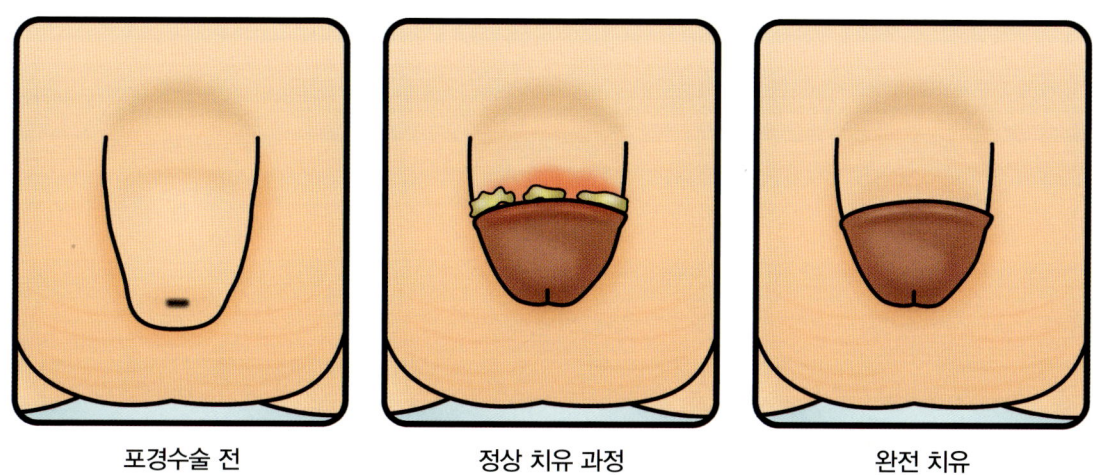

포경수술 전   정상 치유 과정   완전 치유

포경수술이란 음경의 끝을 덮는 피부를 제거하는 외과적 시술이다. **과학적 연구를 통해 몇 가지 건강상 이점이 입증되었다.** 종교적, 사회적, 문화적 이유로 부모가 포경수술을 원하는 경우도 있다. 하지만 **아기의 건강을 위해 반드시 포경수술이 필요한 것은 아니다.** 부모는 이익과 위험을 잘 따져본 후에 아기를 위해 최선의 방법을 선택할 필요가 있다.

포경수술의 의학적 이익은 다음과 같다.

- HIV(에이즈바이러스)에 감염될 위험이 크게 낮아진다.
- 생식기 헤르페스 바이러스HSV, 인유두종 바이러스HPV, 매독 등 많은 성병에 감염될 위험이 유의하게 낮아진다.
- 요로감염 위험이 약간 낮아진다. 포경수술을 받은 아기가 돌 전에 요로감염에 걸릴 확률은 0.1퍼센트인 반면, 포경수술을 받지 않은 아기는 1퍼센트에 달한다.
- 음경암의 위험이 낮아진다(하지만 음경암 자체가 매우 드물다).
- 포피 감염이 예방된다.

- 포경(음경의 포피를 뒤로 잡아당길 수 없는 상태)이 예방된다.
- 생식기 위생을 유지하기가 쉽다.

포경수술을 원한다면 아기가 태어나 몇 개월 이내에 하는 것이 좋다. 국소마취로 충분하기 때문이다. 의사에 따라 다르지만 대부분 3~6개월이 지나면 전신마취를 권한다. 당연히 국소마취보다 위험이 더 크다.

포경수술을 받고 나서 며칠은 수술 부위에 규칙적으로 바셀린을 발라준다. 기저귀를 갈 때도 매번 발라주어야 한다. 일주일쯤 지나 피부가 충분히 아물면 더 이상 바셀린을 바르지 않아도 된다. 일주일간은 수술 부위가 약간 붓고 노란 분비물이 나오는 것이 보통이다.

포경수술을 받은 아기는 음경 끝에 흉터 조직이 생성되지 않도록 정기적으로 포피를 뒤로 잡아당겨 주는 것이 중요하다. 수술 부위가 아물고 나서 2주 후부터 시작하는 것이 좋다. 포경수술을 받지 않은 아기라면 포피가 음경 끝에서 저절로 분리될 때까지(보통 4~5세) 포피를 뒤로 잡아당기지 않는 것이 좋다.

때때로 포피와 귀두 사이에 때처럼 보이는 하얀 분비물이 관찰될 수 있다. 이것은 죽은 피부 세포가 떨어져 나가 생긴 것으로 **귀두지**smegma라고 한다. 귀두지는 정상이며 전혀 걱정할 필요가 없다. 필요하다면 거즈에 물을 묻혀 닦아내는 것으로 충분하다.

위에서 설명했듯이 포경수술에는 확실한 의학적 이익이 있다. 하지만 모든 이익과 위험을 잘 따져본 후 포경수술을 할 것인지 결정하는 것은 전적으로 가족에게 달린 문제다.

잠복 고환

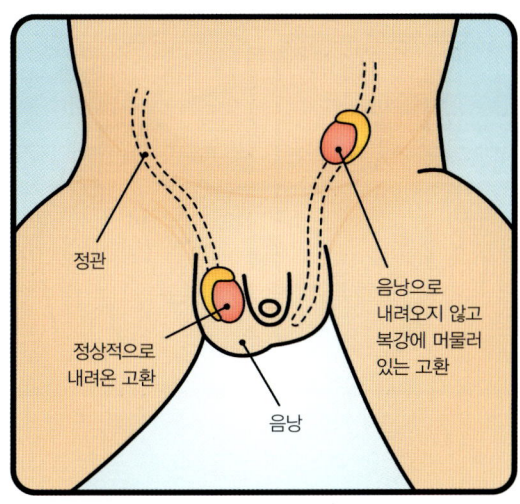

잠복 고환이란 고환 중 하나 또는 두 개가 모두 음낭 속에서 만져지지 않는 경우를 말한다. 만삭아의 약 2~5퍼센트, 조산아의 약 30퍼센트에서 관찰된다. 하지만 그중 약 70퍼센트에서는 돌 전(대부분 6개월 전)에 복강에 있던 고환이 저절로 음낭으로 내려온다.

정상적으로 고환은 태아의 뱃속에 머물다가 출산하기 얼마 전에 음낭으로 내려온다. 하지만 어떤 아기들은 내려오는 과정이 중간에 중단되어 고환 중 하나 또는 두 개가 모두 서혜관(다리와 배 사이)이나 뱃속에 머물러 있게 된다.

주의할 것은 고환은 원래 특정한 자극을 가하면 **고환거근반사**에 의해 위로 올라가 보이지 않는 경우가 있다는 점이다. 고환거근반사는 정상적인 반사작용이다. 소아과 의사는 주의 깊은 진찰을 통해 고환이 정말로 내려오지 않고 위쪽에 머물고 있는지, 아니면 음낭으로 내려왔지만 고환거근반사에 의해 일시적으로 올라갔는지 판단할 수 있다. 소아과 의사가 고환을 '아래로 내릴' 수 있다면 걱정할 필요는 없다.

고환이 제대로 내려오지 않은 상태, 즉 진정한 잠복 고환이라면 합병증을 막기 위해 수술로 교정해주어야 한다. 잠복 고환을 방치하면 탈장, 골반 뼈에 의한 고환의 외상, 불임, 고환암 등 합병증이 생길 수 있다.

음낭수종(고환류)

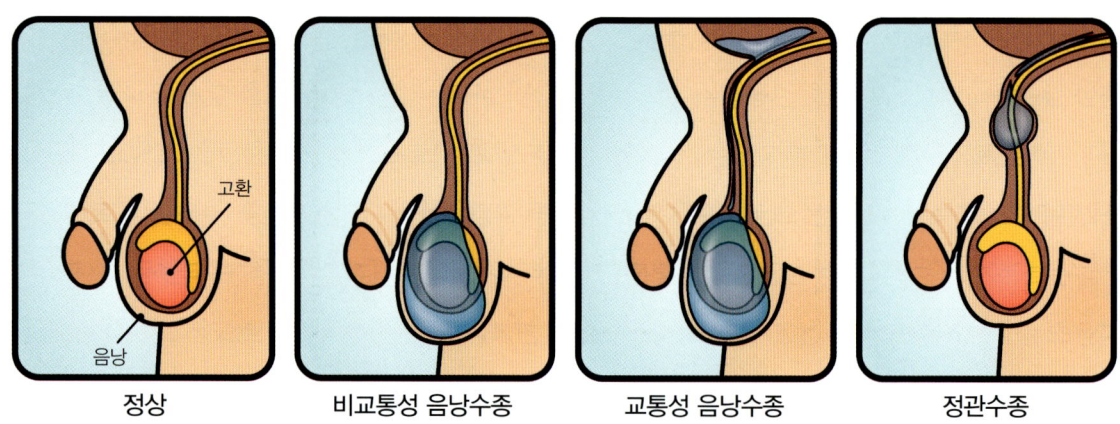

정상   비교통성 음낭수종   교통성 음낭수종   정관수종

고환이 뱃속에서 음낭으로 내려올 때 복막의 일부가 함께 내려온다. 정상적으로 이 조직은 복막과 연결이 완전히 끊어지고, 고환 주변을 주머니 모양으로 둘러싸 쿠션처럼 완충 작용을 한다. 하지만 남자 아기의 1~2퍼센트 정도는 이 주머니 모양의 막 속에 액체가 고이는 수가 있다. 이를 **음낭수종(고환류)**이라고 한다.

음낭수종 자체는 걱정할 일이 아니다. 대부분 1년 이내에 사라지기 때문이다. 하지만 돌이 지나도 음낭수종이 남아 있다면 수술로 교정해주어야 한다.

음낭수종 자체는 미미한 불편감이 있는 정도에 불과하지만, 더 큰 문제는 음낭수종으로 인해 복강과 음낭 사이에 통로가 남아 있는 경우다. 이런 통로가 완전히 닫히지 않은 채 남아 있으면 언젠가는 탈장이 생길 수도 있다.

탈장이란 위장관이 정상 위치를 벗어나는 경우를 가리킨다. 정상적으로 위장관은 복강 안에 있어야 한다. 하지만 복강과 음낭 사이에 통로가 있다면 위장관이 제자리를 이탈하여 음낭으로 내려갈 가능성이 있다. 탈장은 심각한 문제를 일으킬 수 있으므로 음낭수종이 제때 없어지지 않는다면 소아외과 또는 소아 비뇨기과 전문의를 만나는 것이 좋다.

요도하열

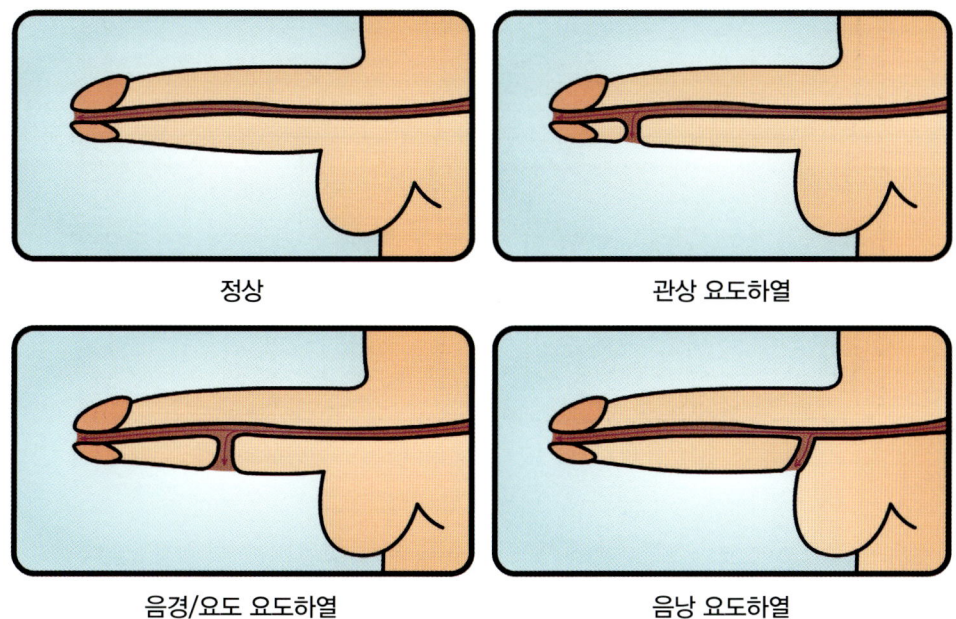

정상 / 관상 요도하열 / 음경/요도 요도하열 / 음낭 요도하열

남자 아기 중 0.3~0.7퍼센트에서 관찰되는 **요도하열**은 정상적으로 음경 끝에 있어야 할 개구부(소변이 나오는 구멍)가 해부학적으로 비정상적인 위치에 존재하는 상태를 말한다. 요도하열은 음경 아랫부분 어디든 존재할 수 있다. 한 개의 구멍이 비정상적인 부위에만 있을 수도 있고, 두 개의 구멍이 존재하는 경우도 있다 (하나는 정상 위치, 다른 하나는 비정상 위치).

요도하열은 종종 **음경하만곡**(음경이 비정상적으로 휘어 있는 상태), 비정상적인 포피 색깔 등 다른 해부학적 문제와 함께 나타난다. 요도하열은 반드시 외과의사에게 보여야 한다. 아주 가벼운 경우는 수술적 치료가 필요 없지만 그래도 진찰을 받는 것이 좋다.

일반적으로 요도하열이 있는 경우 외과의사가 정확히 평가할 때까지 포경수술을 미루어야 한다. 요노하열을 수술적으로 교정하는 경우 포경수술을 함께 할 수 있다.

엉치뼈 함몰

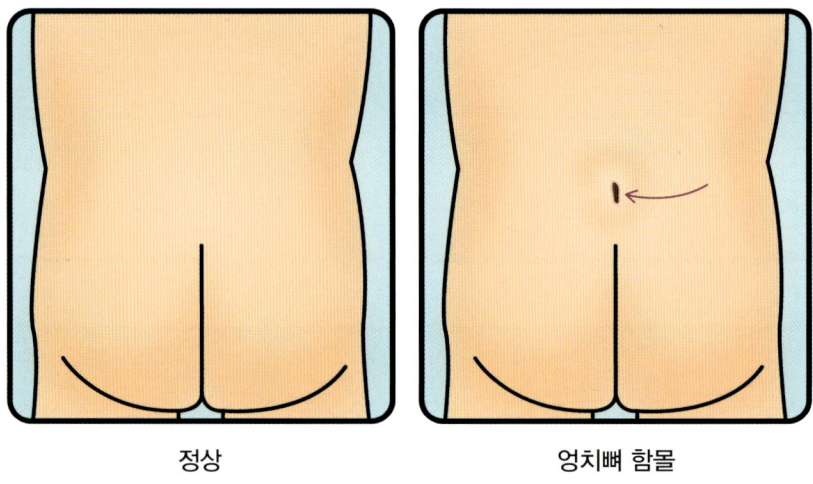

정상　　　　　　　엉치뼈 함몰

엉치뼈 함몰이란 양쪽 볼기가 만나는 부분에서 똑바로 위쪽의 엉치뼈에 작게 움푹 파인 듯한 부분이 나타나는 경우를 말한다. 상당히 흔하다. 보통 지름이 0.5센티미터를 넘지 않고 움푹 파인 부분의 밑바닥이 확실히 보인다면 걱정할 필요가 없다. 하지만 지름이 0.5센티미터가 넘거나, 파인 부분이 깊어서 바닥이 정확히 보이지 않거나, 그 부위에 털이 자라나 있거나, 피부색깔이 현저히 다른 경우 다음과 같은 문제가 있지 않은지 검사를 해보아야 한다.

- **이분척추(척추 갈림증)** – 이분척추의 가장 가벼운 형태를 잠재성 이분척추라고 한다. 이때는 척수를 둘러싼 척추뼈는 완전히 융합되지 않은 채 갈라져 있지만, 그 위를 덮은 피부는 완전히 정상이거나 약간 함몰되어 있을 수 있다. 대부분의 경우 아무런 증상도 나타나지 않는다.
- **척수견인증후군** – 척수는 척수관 내에 자유롭게 '떠 있어야' 한다. 하지만 때때로 척수가 비정상적으로 어디엔가 '묶여' 있어 움직임이 제한되는 수가 있다. 이렇게 되면 다리 근육이 약해지거나, 감각이 둔해지거나, 방광/장 운동에 문제가 생겨 소변/대변 실금이 생길 수 있다.

다른 문제가 동반되었을 가능성이 있다고 판단되는 경우 척수 초음파를 시행하면 정확히 진단할 수 있다. 문제가 발견되면 신경외과 의사를 만나야 한다.

방귀

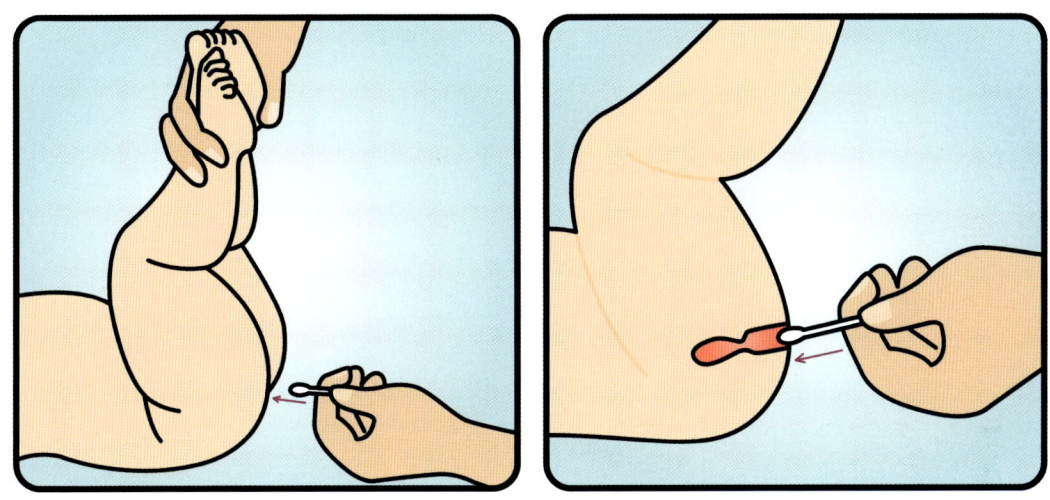

초보 부모들이 가장 많이 묻는 질문이 방귀다. 어떻게 만들어지는지, 어떻게 하면 줄일 수 있는지, 왜 그렇게 방귀를 자주 뀌는지, 왜 그렇게 냄새는 지독한지 등이다. 좋은 소식은 방귀가 전혀 해롭지 않다는 것이다. 하지만 아기를 불편하게 만드는 경우는 종종 있다.

소화관이 원활하게 작동하려면 다음과 같은 기능이 제대로 이루어져야 한다.

- **연동운동** – 입에서 항문에 이르기까지 위장관 전체의 움직임이 조화로운 파동을 이루며 음식을 앞으로 전진시키는 현상이다.
- **소화 효소** – 위장관 속에는 온갖 종류의 소화 효소가 분비되어 음식물을 분해한다.
- **건강한 장내세균** – 갓 태어난 아기의 위장관은 텅 빈 백지와 같다. 하지만 시간이 지나면서 천천히 건강에 이로운 세균들이 자리를 잡고 자라나 소화를 돕는다.

갓난아기의 위장관이 천천히 성숙하면서 유익균들이 자리잡는 데는 3~4개월이 걸린다. 위장관이 타고난 기능을 완전히 발휘할 때까지는 장 속에서 상당히 많은 가스가 발생하기 때문에 방귀를 자주 뀔 수밖에 없다. 하루에 20번 넘게 방귀를 뀌는 아기도 드물지 않다! 심지어 위장관이 성숙하여 제대로 기능을 하더라도 방귀를 자주 뀔 수 있다. 하지만 배가 아프다거나 계속 출생 직후처럼 횟수가 많은 것은 아니다.

어떻게든 방귀 횟수를 줄여보려고 다양한 방법을 동원하는 부모도 있다. 공기를 많이 삼키지 않도록 젖병을 바꾸거나, 시메티콘 등 장내 가스를 줄여주는 약을 먹이거나, 동종요법사를 찾아가거나, 장에 좋다는 프로바이오틱스를 먹이거나, 분유를 바꾸거나, 배를 마사지하고 유아 체조를 시키는 등 별의별 신기한 방법이 많다. 유감이지만 어느 것도 효과가 있다는 증거는 없다. 동종요법은 의약품처럼 엄격한 규제를 받지 않으며, 프로바이오틱스는 유아의 방귀 문제에 효과가 있는지 확실히 입증되지 않았지만 앞에서 예로 든 방법들은 대체적으로 무해하다. 그러니 꼭 해보고 싶다면 시도해봐도 좋지만 놀랄 만한 효과가 나타나리라고 기대하지는 않는 것이 좋다.

좋은 소식이 있다면 이 또한 지나가리라는 것이다. 대개 생후 3~4개월이 되면 방귀 횟수가 줄어든다. 3개월쯤이면 어떤 방법이 신통한 효과가 있었다고 주장하는 부모들이 많은 것은 바로 이런 이유에서다. 그 말을 듣고 따라해보면 통하지 않는 것도 당연한 일이다.

개인적으로 스웨덴에서 만들어진 윈디Windi라는 작은 도구가 효과가 있다고 믿는다. 작고 유연한 튜브를 아기의 항문에 넣어주면 가스가 나오도록 고안된 제품이다. 하지만 보다 경제적인 방법은 면봉 끝에 바셀린을 묻혀 10~15초간 항문을 마사지하는 것이다.

어떤 방법을 선택하든 가스가 함께 하길!

(미안, 이 농담은 도저히 쓰지 않을 수 없었다!)

대변

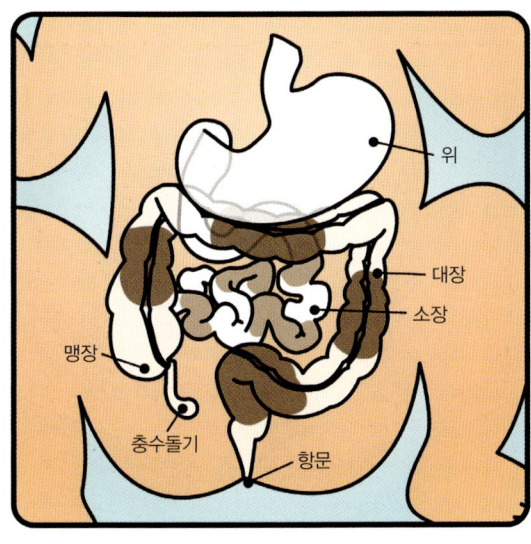

방귀와 함께 소아과 의사가 가장 많은 질문을 받는 것은 **대변**에 관해서다. 왜 그런지 몰라도 부모들은 아기의 대변에 관해 말하기를 정말 좋아한다! 간단한 규칙이 있다. **얼마나 자주 보든, 굳기가 어떻든, 색깔이 어떻든, 냄새가 어떻든 아기의 몸무게가 잘 늘고 대변에 피가 섞이지 않는다면 걱정할 필요 없다.**

방귀에 관해 말하면서 이미 설명했듯이 갓난아기가 성숙하면서 위장관 속에서는 많은 변화가 일어난다. 연동운동, 소화 효소, 유익한 장내 세균, 그리고 아기가 먹는 모든 것이 대변에 영향을 미친다.

갓 태어난 아기의 대변은 묽은 것이 보통이다. 대개 모유를 먹는 아기의 변이 더 묽다. 횟수도 더 잦아서 하루에 10~15회(젖을 먹을 때마다) 대변을 보는 아기도 있다. 횟수로 말하면 이렇게 자주 보는 것도 정상이고, 2~3일에 한 번 보는 것도 정상이다. 대변의 색깔 역시 시간이 지나면서 조금씩 변하는데, 가을의 낙엽에서 볼 수 있는 색깔이라면 모두 정상이다. 굳기는 약간 흐를 정도로 묽은 대변에서 땅콩버터처럼 되직한 대변까지 모두 정상으로 본다. 또한 먹는 것이 변하면 항상 대변도 변한다.

다시 한번, 요점은 아기의 몸무게가 잘 는다면 필요한 모든 영양소를 섭취한다고 봐도 좋다는 것이다. 따라서 매일매일, 또는 매주 대변이 어떻게 변하는지 꼼꼼하게 체크하고 기록할 필요는 없다.

변비

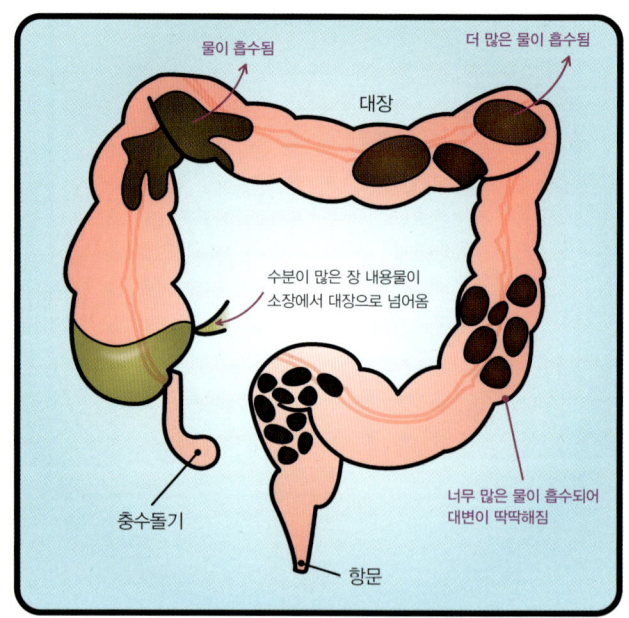

아기를 키우다 보면 돌 이전에 한두 번 **변비**로 고생한다. 종종 부모들은 아기가 하루라도 변을 거르면 걱정을 한다. 하지만 **매일 변을 보지 않는다고 해서 변비는 아니다**. 태어난 후 몇 주 동안은 2~4일에 한 번, 심지어 일주일에 한 번 변을 보는 것도 완전히 정상이다. 변을 보면서 용을 쓰고 끙끙 앓는 소리를 내는 것도 정상이다.

변비의 원인은 크게 다음 세 가지다.

- 위장관 운동이 너무 느리다.
- 위장관에서 너무 많은 수분을 흡수한다.
- 섬유소나 기타 물을 흡수하는 성분을 너무 적게 먹는다.

변비는 횟수보다 대변의 굵기로 판단한다. 일주일에 한 번 변을 봐도 대변이 땅콩버터처럼 부드럽고 변 볼 때 힘들어하지 않으면 걱정할 필요 없다. 하지만 자주 변을 봐도 대변이 딱딱하고 변 볼 때 힘들어하며, 특히 변에 피가 섞인다면 대변을 부드럽게 해주어야 한다.

정상적인 아기에서 변비는 건강 문제라기보다 불편함의 문제다. 변비가 있다고 해서 심각한 병이 있는 경우는 매우 드물다. 하지만 아기가 변비에 시달린다면 조금 편하게 해줄 필요는 있다.

나는 우선 하루 3~4회 프룬 주스를 먹여보라고 권한다. 먹이는 양은 대략 분유나 모유 30cc당 프룬 주스 1티스푼 정도면 적당하다. 이렇게 며칠 해봐도 효과가 없다면, 또는 아기가 너무 많이 보챈다면 소아과 의사를 만나는 것이 좋다.

기저귀 발진

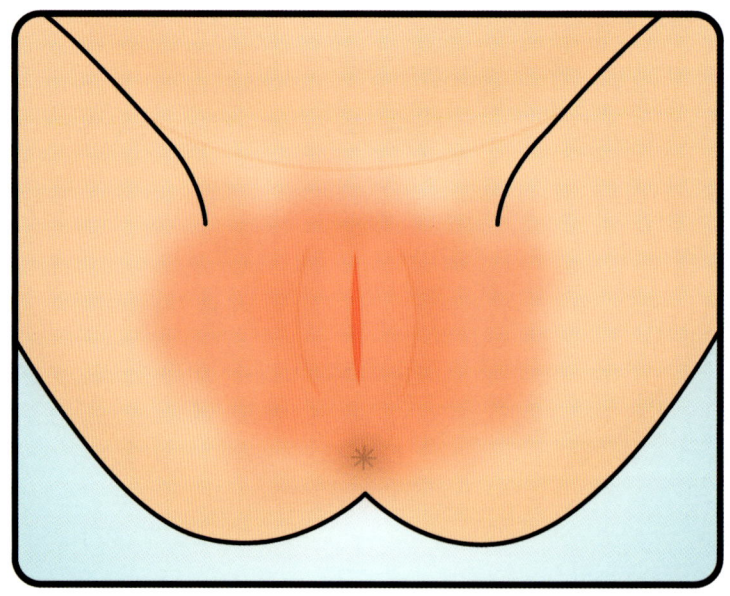

기저귀 발진의 가장 흔한 두 가지 이유는 화학적 자극과 곰팡이 감염이다.

화학적 자극에 의한 발진은 보통 엉덩이가 기저귀에 닿는 부분에 가장 심하게 나타난다. 피부가 벌게지면서 심하게 헐기 때문에 때로는 피부 궤양이 생긴 것처럼 보일 정도다. **곰팡이 감염**에 의한 기저귀 발진은 칸디다라는 곰팡이가 일으킨다. 화학적 자극에 의한 발진은 산성인 대변이 피부를 자극해서 생기는 반면, 칸디다 발진은 감염증이므로 항진균 크림으로 적절히 치료하지 않으면 계속 번진다.

칸디다 발진과 화학적 자극에 의한 발진은 크게 **두 가지 감별점**이 있다. 첫째는 피부의 주름 속에 발진이 있느냐 하는 점이다. 칸디다는 보통 피부 주름 속까지 침범하는 반면, 화학적 자극에 의한 발진은 그렇지 않다. 두 번째는 기저귀 발진의 주변부에 작은 위성 병변이 있는지 본다. 칸디다 발진은 주변에 작은 위성 병변을 여러 개 만드는 방식으로 점점 커진다. 위성 병변 또한 점점 커지면서 결국 중심 병변과 합쳐져 전체적인 크기가 커진다.

하지만 기저귀 발진은 굳이 두 가지 병변을 구분하지 않고 모두 다음과 같이 치료한다.

1. **피부를 잘 건조시킨다.** 소변이나 대변을 본 후에는 기저귀를 빨리 갈아준다. 잘 씻긴 후 헤어드라이어를 아주 낮은 세팅이나 찬 바람이 나오도록 하여 피부를 말리거나, 5~10분간 기저귀를 채우지 말고 '자연 건조'시킨다.
2. **상처나 화학적 자극이 생기지 않도록 한다.** 기저귀를 갈 때 물수건을 쓰지 말고, 대야나 욕조에서 따뜻한 물로 부드럽게 닦아낸다. **물수건을 써야 할 때**는 사용하기 전에 몇 초간 흐르는 수돗물에 적신 후 살짝 짜서 인공적인 향이나 화학물질을 제거한 후에 사용한다.
3. **보호막을 친다.** 민감한 부위의 피부가 치유되는 동안 대변과 소변에 닿지 않도록 두터운 보호막을 만들어준다. 시중에 나와 있는 유명 브랜드의 기저귀 발진 크림을 쓰면 좋다.
4. **약물치료를 한다.** 곰팡이 감염이라면 기저귀를 갈 때마다 기저귀 발진 크림을 바르기 **전에** 항진균 크림을 발라야 한다.

다음과 같은 경우에는 소아과 의사를 만나는 것이 좋다.

- 발진이 일주일 내에 좋아지지 않는다.
- 발진이 크게 악화된다.
- 피부가 벗겨진다.
- 병변이 점점 커지면서 만지면 아파하는 것 같다.
- 고름이 잡히거나 점점 커진다.
- 전신적으로 열이 난다.

소변

정상적인 수유와 대소변의 변화

아기의 연령	수유 횟수	소변	대변	색깔과 모양
생후 1일	원하는 대로(8~12회/24시간)	1	1~2	녹색이 도는 검은색 타르 같은 태변
생후 2일	원하는 대로(8~12회/24시간)	2	2~3	녹색이 도는 검은색 타르 같은 태변
생후 3일	원하는 대로(8~12회/24시간)	3	2~3	갈색/녹색
생후 4일	원하는 대로(8~12회/24시간)	4	2~3	갈색/노란색
생후 5일	원하는 대로(8~12회/24시간)	4+	4+	노란색
생후 6일	원하는 대로(8~12회/24시간)	4+	4+	노란색 대변에 작은 씨앗처럼 보이는 것들이 섞임(거의 겨자처럼 보임)
생후 7일 이후	원하는 대로(8~12회/24시간)	4+	4+	노란색 대변에 작은 씨앗처럼 보이는 것들이 섞임. 어떤 아기는 횟수가 줄면서 대변량이 늘어남

소변량은 아기마다 다르지만 대체로 다음과 같이 알아두면 불필요한 걱정을 덜 수 있다.

생후 1일 – 대부분의 아기가 처음 24시간 동안 딱 한 번 소변을 본다.

생후 2일 – 보통 두 번 정도 소변을 보는데, 농축 기능이 조금씩 발달하여 밝은 노란색을 띈다.

생후 3일 – 보통 세 번 정도 소변을 보는데, 역시 밝은 노란색을 띈다.

생후 4일 – 보통 네 번 정도 소변을 보는데, 색깔이 약간 옅어지기 시작한다.

생후 5일 이후 – 하루 6~8회 소변을 본다.

처음 5일은 생후 일수와 하루 소변 횟수가 같다고 기억하면 쉽다. 신생아는 소변과 대변을 함께 보는 수가 많기 때문에 정확히 소변을 몇 번이나 보았는지 알기 어려울 수 있다. 역시 아기가 잘 먹고 활발하며 탈수되어 보이지 않는다면 걱정할 필요는 없다.

모유를 먹는 아기는 엄마의 젖이 천천히 늘어나므로 처음 며칠은 소변 횟수가 더 적을 수 있다. 아기가 활발하고 탈수되어 보이지 않으면 문제없다. 그러나 혹시라도 탈수가 걱정된다면 소아과 의사를 찾아 상의하는 것이 좋다.

요산 결정

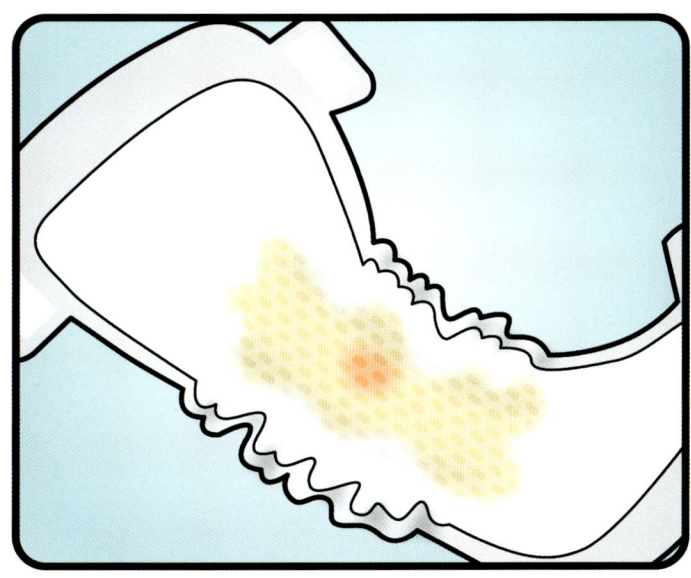

요산 결정은 소변 속의 칼슘과 요산염이 결합하여 붉은빛이 도는 주황색 결정이 형성된 것이다. 칼슘과 요산염은 모두 정상적으로 소변 속에 존재하는 물질이므로 요산 결정도 흔히 볼 수 있으며, 특히 신생아에서 더욱 그렇다.

요산 결정은 탈수되었을 때 더 흔히 생기기는 하지만, 아기가 근육 긴장도가 떨어진다든지, 잘 먹지 않는다든지, 소변량이 줄어드는 등 다른 탈수 징후가 보이지 않는다면 걱정할 필요는 없다.

모유를 먹는 아기는 엄마의 젖이 충분히 나올 때까지 생후 며칠간 소변에서 요산 결정이 자주 관찰된다(**주황색으로 반짝거리는 가루**가 보일 것이다). 아기가 탈수되지 않았나 의심된다면 소아과 의사를 만나야 하지만, 그렇지 않다면 걱정할 필요는 없다. 시간이 지나면서 요산 결정은 차차 줄어들 것이다.

이것만은 기억합시다

✓ 처녀막 피부 폴립은 질로부터 손가락 모양의 작은 살점이 비어져 나오는 것으로 아무런 문제를 일으키지 않으므로 치료하거나 제거할 필요 없다.

✓ 음순 유착은 질 입구의 피부가 붙어 있는 것처럼 보인다. 아무런 치료를 하지 않아도 대부분 좋아진다.

✓ 여자 아기들의 질에서 흰색 또는 피가 섞인 분비물이 흘러나오는 일은 매우 흔하며, 출생 후 호르몬의 급격한 변화에 의해 생기는 현상이다. 보통 생후 수주 이내에 저절로 좋아진다.

✓ 포경수술은 성병에 감염될 위험을 크게 낮추고 돌 전에 요로감염이 생길 위험을 낮추는 등 몇 가지 건강상 이로운 점이 있다. 포경수술을 받은 자리는 일주일 이내에 빠른 속도로 아무는데, 그때까지는 기저귀를 갈 때마다 바셀린을 발라주는 방법으로 관리해주면 된다.

✓ 남자 아기들 중에는 태어났을 때 음낭 속에 고환이 없는 경우가 있다. 약 70퍼센트는 돌 전에 저절로 내려온다. 돌이 될 때까지 내려오지 않는다면 수술을 통해 교정하는 것이 좋다.

✓ 음낭수종(고환류)이란 고환 바로 옆에 액체가 고인 주머니 모양의 조직이 생기는 것으로 남자 아기의 1~2퍼센트에서 관찰된다. 대부분 돌 전에 저절로 좋아지지만, 돌이 될 때까지 남아 있다면 수술을 통해 교정하는 것이 좋다.

✓ 요도하열은 소변이 나오는 음경의 개구부가 해부학적으로 비정상적인 위치에 있는 상태를 말한다. 심한 경우 반드시 수술적으로 교정해야 한다.

✓ 엉치뼈 함몰은 양쪽 볼기가 만나는 부분의 위쪽에 작게 움푹 파인 듯한 부분이 나타난다. 크기가 0.5센티미터를 넘거나, 파인 부분이 깊어 바닥이 정확히 보이지 않거나, 털이 자라나 있거나, 피부 색깔이 현저히 다른 경우 다른 문제가 동반되어 있을 위험이 있다.

- 신생아는 생후 몇 개월간 장이 미숙하여 방귀를 자주 뀐다. 유감스럽게도 당장 도움이 되는 방법은 없지만 차차 좋아지므로 걱정할 필요는 없다.

- 신생아의 대변에 관해 가장 중요한 원칙은 대변의 횟수, 굳기, 색깔, 냄새가 어떻든 아기가 체중이 잘 늘고 대변에 피가 섞이지 않으면 걱정할 필요가 없다는 것이다.

- 변비는 대변을 얼마나 자주 보는지보다 대변의 굵기를 기준으로 판단하는 것이 좋다. 정상적인 아기에서 변비는 불편한 문제일 뿐 건강상 크게 문제가 되지는 않는다.

- 기저귀를 갈아줄 때마다 피부를 잘 말려주면 기저귀 발진이 빨리 낫는 데 도움이 된다. 칸디다 감염인 경우 항진균 크림을 발라 주어야 한다.

- 신생아의 소변 횟수는 처음 5일간 생후 일수와 일치한다. 예를 들어, 생후 3일 된 아기라면 하루 세 번 소변을 보는 것이 정상이다.

- 신생아는 소변 속의 칼슘과 요산염이 결합하여 반짝거리는 가루 모양의 요산 결정이 생기는 경우가 많다. 혈액으로 착각하는 경우도 있지만 요산 결정은 건강에 아무런 해를 끼치지 않는다.

ARMS AND LEGS

제6장

팔다리

아기가 자라면서 좋아하는 장난감을 손으로 쥐고, 처음 걸음마를 하고, 부모에게 세상 무엇과도 바꿀 수 없는 포옹을 해주는 등 세상에 반응하는 모습을 지켜보는 것은 재미있을 뿐 아니라 감동적이기도 하다. 아기가 엄마 아빠에게로 아장아장 걸어와 팔을 내미는 순간, 감동이 물결치는 와중에도 눈썰미가 좋은 부모는 뭔가 이상한 점을 발견한다. 예를 들어, 발을 떼어 놓을 때 꼭 발끝으로 선다든지, 걸을 때 안짱다리로 엉거주춤하는 모습을 보면 부모는 이내 불안에 사로잡힌다. 이런 동작은 아기가 성숙해져 뼈가 곧게 자라고 신경계와 근육계가 발달하면서 차차 좋아지지만 초보 엄마 아빠가 그런 사실을 알 리 없다.

걱정을 털어버리자. 머지않아 아기는 저 멀리서 번개처럼 달려와 한 시간에 한 번씩 당신을 끌어안고 뽀뽀를 퍼부어댈 것이다. 언제나 그렇듯 앞으로 어떤 일이 벌어질지 미리 알고, 어떤 것을 조심해야 하는지 염두에 둔다면 힘들게 아기를 키우는 와중에도 큰 도움이 된다.

손발이 차거나 파랗게 보일 때

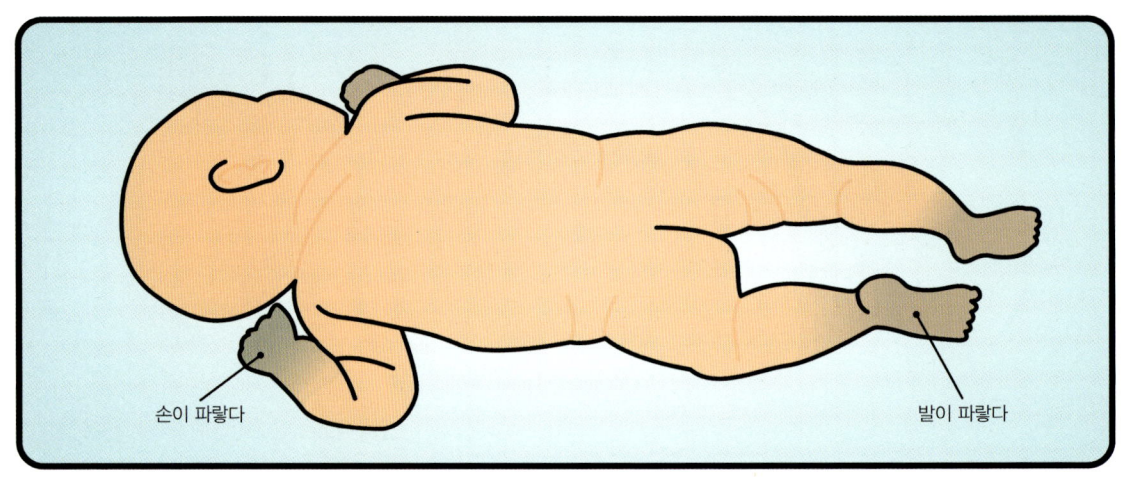

손이 파랗다   발이 파랗다

때때로 아기의 손발이 **푸르스름하게** 보이는 수가 있다. 만져보면 다른 부위보다 차게 느껴지기도 한다. 사실 이런 현상은 신생아에서 매우 흔하다. 아기의 몸을 전체적으로 따뜻하게 해주면 손과 발도 이내 정상적인 분홍색으로 돌아온다. 아기가 심하게 울 때 얼굴, 혀, 입술이 약간 파랗게 보일 수도 있다. 이때도 울음을 그치면 즉시 정상 혈색으로 돌아온다.

하지만 얼굴이나 몸통이 항상 푸르스름하게 보인다면 심장과 폐의 기능에 이상이 있다는 신호일 수도 있다. 잘 먹지 못하거나, 숨이 가쁘거나, 젖을 한 번에 몇 분 이상 힘차게 빨지 못하는 증상도 산소 공급이 충분치 않다는 신호일 수 있다. 이런 증상을 나타낸다면 즉시 소아과 의사를 만나야 한다.

발달성 고관절 이형성증

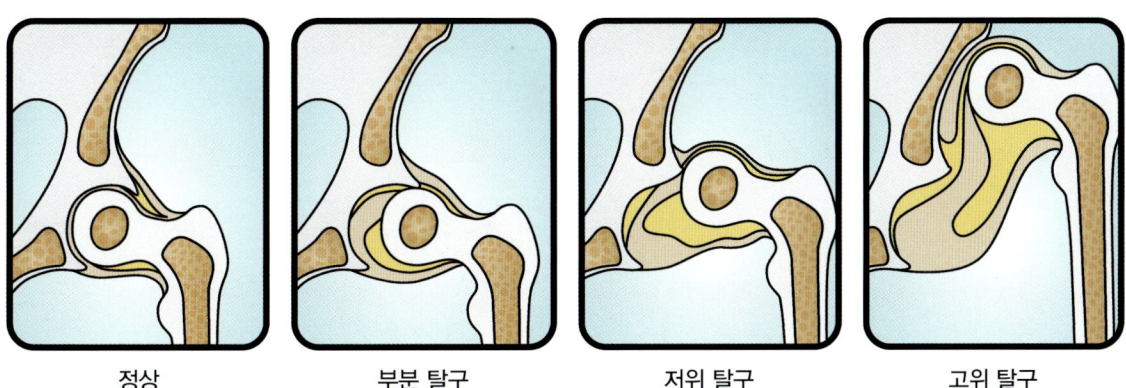

정상　　　부분 탈구　　　저위 탈구　　　고위 탈구

발달성 고관절 이형성증(선천성 고관절 탈구라고도 함)은 태어날 때부터 고관절이 탈구된 상태를 말한다. 한쪽에만 생길 수도 있고, 양쪽 모두 탈구되어 있을 수도 있다.

정상 고관절은 볼-소켓 관절로, 공 모양의 다리뼈(대퇴골) 끝이 소켓 모양의 골반뼈 안에 꼭 맞게 결합되어 있다. 이 관절이 제대로 형성되지 않으면 공 모양의 뼈가 자꾸 소켓 밖으로 미끄러져 빠지기 때문에 고관절 통증과 보행 장애가 생긴다.

발달성 고관절 이형성증의 원인은 분명치 않다. 하지만 가족력, 첫 번째 자녀, 여자 아기, 자궁 내 양수 부족, 태아가 자궁 속에서 둔위를 취한 경우 등이 위험인자로 생각된다. 자궁 내에서 태아 다리의 위치가 부적절하거나, 기타 어떤 요인으로든 고관절이 성숙할 만한 공간이 부족한 경우에 생길 가능성이 높다는 가설이 있다.

소아과 의사는 생후 1년간 영유아 신체검사 시 반드시 고관절을 검사해야 한다. 신체검사상 의심되거나 위험인자가 있다면 영상의학적 검사와 함께 소아 정형외과에 의뢰하는 것이 좋다. 발달성 고관절 이형성증은 아기의 연령에 따라 초음파 또는 X선 촬영으로 진단한다.

초기에 발견되면 고관절이 완전히 성숙할 때까지 고정시키는 보조구를 착용하여 치료할 수 있다. 심한 경우에는 깁스를 감거나 수술을 하기도 한다. 다행인 것은 적절히 치료를 잘 하면 완전히 회복될 가능성이 매우 높다는 점이다.

경골 염전 (정강뼈 비틀림)

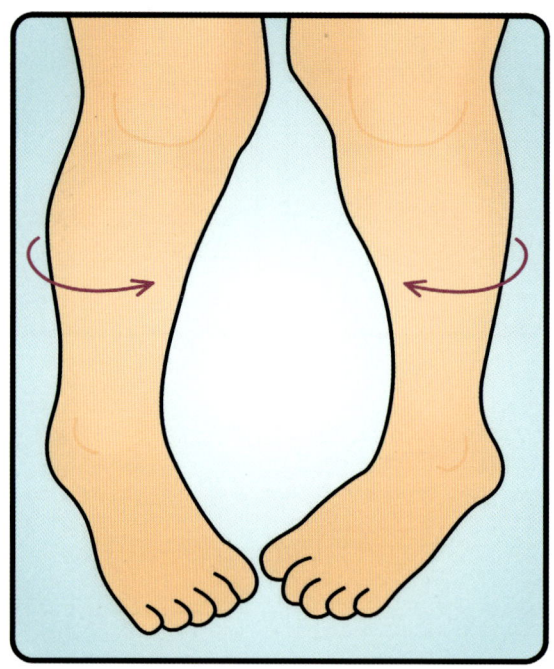

경골 (내)염전은 정강뼈가 비정상적으로 비틀려 있어 다리 아래쪽이 반달 모양으로 보이는 현상이다. 소위 '안짱다리'라고 하여 엄지 발가락 끝이 안쪽을 향하는 경우, 가장 흔한 원인이 경골 염전이다. 태어났을 때 알아차리는 부모도 있지만, 대부분 아기가 걷기 시작할 때 발견한다.

약 2/3는 양쪽 다리가 동시에 침범된다. 한쪽 다리에만 문제가 있는 경우에는 주로 왼쪽 다리인 수가 많다. O형 다리가 동반된 아이가 많으며, 원래 O형 다리라면 더욱 두드러져 보인다.

다행인 것은 대부분의 건강한 아기에서 경골 염전은 5~8세 이전에 저절로 좋아진다는 점이다. 8세가 되었는데도 완전히 좋아지지 않는다면, 특히 걷거나 뛰는 데 문제가 된다면 수술적으로 교정해야 할 수도 있다. 하지만 이런 경우는 드물다. **연구 결과 특수 신발과 보조구는 효과가 없다는 사실이 확인되었으므로 권장하지 않는다.**

내반족

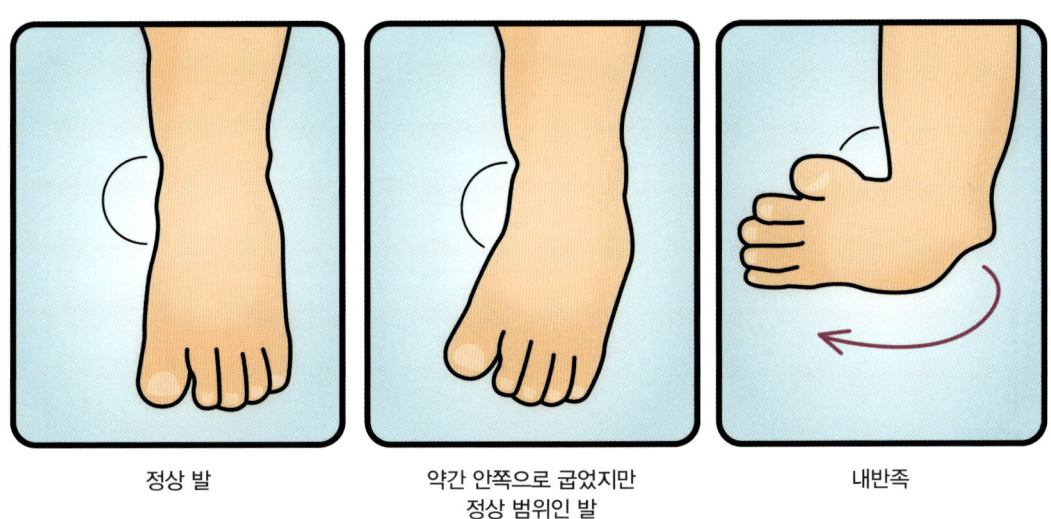

정상 발 | 약간 안쪽으로 굽었지만 정상 범위인 발 | 내반족

우리 몸속에는 근육과 뼈를 연결하는 **건**(힘줄)이라는 결합 조직이 있다. 발에 있는 힘줄이 정상보다 짧으면 발 자체가 이상한 각도로 휘게 된다. **내반족**이란 힘줄이 짧아서 발이 안쪽으로 휘어진 상태로, 때로는 90도 이상 심하게 휘기도 한다.

내반족은 여자 아기보다 남자 아기에서 두 배 정도 더 흔하다. 30~60퍼센트에서 양쪽 발을 동시에 침범한다. 유전적 요인과 특정한 자궁 내 상태(양수 부족 등)에 따라 위험이 증가하지만, 80퍼센트는 뚜렷한 원인을 찾을 수 없다.

반가운 소식은 우선 아프지 않다는 것이다. 또한 의학이 발달하여 치료가 잘 되는 병이기도 하다. 소아 정형외과 의사는 몇 가지 검사를 통해 어떤 치료 방법이 가장 좋은지 결정한다. 대부분 문제가 있는 발에 깁스를 하여 점진적으로 정상적인 위치로 돌려 놓는 방법을 우선 시도한다. 이런 방법이 잘 듣지 않는다면 수술이 필요할 수 있다.

치료를 잘 해도 완벽하게 교정되지 않는 경우가 있지만, 대부분의 어린이가 자라면서 정상적인 신발을 신고 건강하고 활발한 삶을 누린다.

관절에서 소리가 날 때

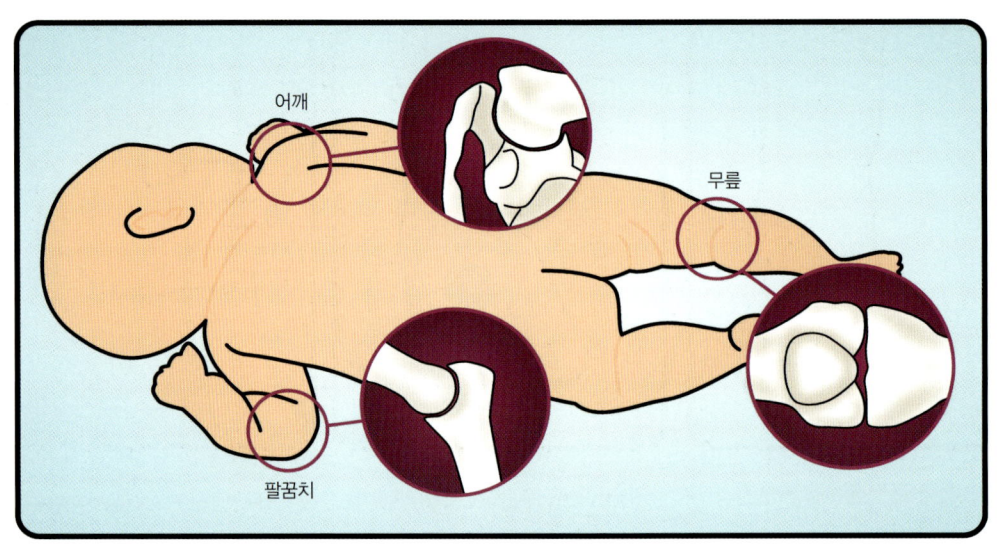

관절에서 왜 뚝 소리가 나는지는 아무도 모른다. 하지만 관절에서 **뚝 소리**가 나는 것은 어린이든 성인이든, 심지어 신생아에게도 흔한 현상이다. 인대가 늘어났다가 제자리로 돌아올 때 소리가 난다는 설로부터 관절강 내에 있던 공기방울들이 압축되어 나는 소리라는 설에 이르기까지 온갖 이론이 있다.

신생아에서도 무릎이나 어깨, 또는 팔꿈치 관절이 뚝 소리를 내는 것은 매우 흔한 일이다. 정상적인 현상이므로 걱정할 필요는 없다. 그러나 고관절에서 뚝 소리가 난다면 소아과 의사에게 보이는 것이 좋다. 앞에서 말한 발달성 고관절 이형성증(95페이지)일지도 모르기 때문이다. 소아과 의사는 진찰 후 필요하다면 영상의학적 검사를 시행하거나 소아 정형외과 의사에게 의뢰해줄 것이다.

발끝으로 걸을 때

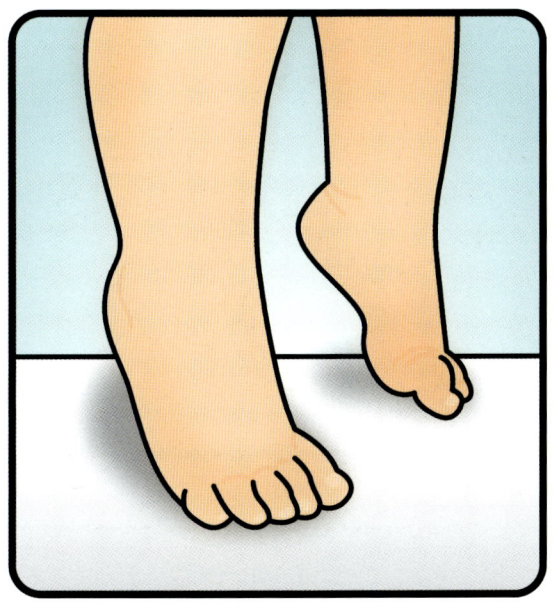

많은 아기들이 걷기를 시작하면서 발끝 또는 발꿈치로 걸으려고 한다. 이 또한 흔한 현상이며, 대부분 시간이 지나면 저절로 좋아진다. 어떤 아기는 버릇이 되어 자꾸 발끝으로 걸으려고 하지만 크게 걱정할 것은 없다. 다른 성장과 발달지표가 정상이고, 특히 신발을 신으면 제대로 걷고 맨발일 때만 발끝으로 걷는다면 전혀 걱정할 필요가 없다.

대부분의 아기는 두 돌이 지나면 발끝으로 걷지 않는다. 하지만 뇌성마비나 근육퇴행위축과 같은 신경 또는 근육 질병 때문에 발끝으로 걷는 아기도 있다. 다리 근육이 이상할 정도로 팽팽하거나, 아킬레스 힘줄이 뻣뻣하거나, 전체적으로 신경근육계가 조화롭게 협응하지 못하는 등 발달상의 문제가 있다면 반드시 소아과 의사를 만나야 한다.

손발톱

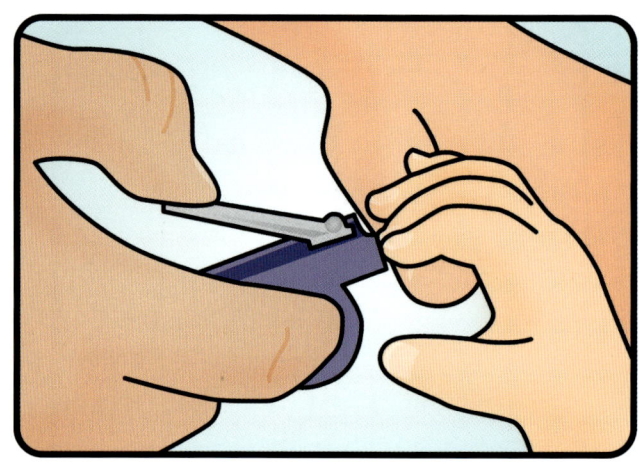

아기의 **손발톱**을 처음 깎아줄 때는 상당히 불안한 심정이 되겠지만 이내 익숙해진다. 아기들은 손발톱이 빨리 자라므로 적어도 일주일에 한 번쯤은 깎아주게 된다. 특히 손톱은 짧게 유지하는 것이 좋다. 아기들은 자신과 주변 사람들을 쉽게 할퀴게 되기 때문이다.

손톱을 깎아줄 때는 유아용 손톱깎이나 끝이 둥근 전용 가위를 이용한다. 아기의 손을 단단히 붙잡아야 한다. 두 사람이 함께 하는 것이 도움이 될 수 있다. 한 사람은 아기를 잘 붙잡고, 다른 사람은 손톱 깎는 데 집중하는 것이다. 자칫 아기의 피부를 다칠까 봐 걱정이 된다면 여유를 두고 자른 뒤 손톱 다듬는 줄을 사용할 수도 있다.

어떤 방법을 쓰든 아기의 손가락 발가락이 점점 커지면서 깎아주기도 점점 쉬워진다!

이것만은 기억합시다

- ✓ 손발이 파랗게 보이는 것(만지면 차게 느껴질 수도 있다)은 신생아에서 매우 흔하며, 따뜻하게 해주면 즉시 정상적인 분홍색으로 돌아온다.
- ✓ 발달성 고관절 이형성증은 고관절이 적절히 형성되지 않아 통증을 일으키고, 자라면서 보행에 문제가 생길 수 있다. 조기에 발견하면 수술하지 않고 보조구로 치료될 가능성이 높다.
- ✓ 경골 내염전은 정강뼈가 비틀려 있어 다리 아래쪽이 반달 모양으로 보이는 현상이다. 대부분의 건강한 아기에서 5~8세 이전에 저절로 좋아진다.
- ✓ 신생아의 내반족은 발이 안쪽으로 휘어진 상태로 때로는 90도 이상 심하게 휘는 경우도 있다. 모든 내반족은 반드시 소아 정형외과 전문의를 만나 진찰과 치료를 받아야 한다.
- ✓ 관절에서 소리가 나는 현상은 신생아뿐만 아니라 모든 사람에서 흔히 볼 수 있다. 신생아에서 소리가 나는 관절은 대개 무릎, 어깨, 팔꿈치이다. 이것은 정상이며 아무런 걱정을 할 필요가 없다.
- ✓ 흔하지는 않지만 발끝으로 걷는 아기들이 있다. 하지만 대부분 두 돌이 지나면 발끝으로 걷지 않는다.
- ✓ 신생아의 손발톱은 빨리 자라기 때문에 적어도 일주일에 한 번은 깎아주어야 한다. 손발톱을 깎아줄 때는 유아용 손톱깎이, 끝이 둥근 전용 가위, 손톱 다듬는 줄을 사용할 수 있다.

FIRST 2 MONTHS

· 제7장 ·

처음 2개월

아기의 첫 2개월은 부모에게 매우 바쁜 시간이다. 아기에게 적응하느라 힘들기도 하지만, 그 와중에 아기를 보려고 사람들이 찾아오고 예방접종도 많기 때문이다. 예방접종을 빠뜨리지 않고 제때 맞추는 것은 아기의 건강을 지키는 데 가장 중요하다. 모든 백신은 수십 년간의 경험과 데이터를 바탕으로 접종 시기와 방법을 주의 깊게 정한 것이므로 안심하고 맞아도 좋다.

몇 가지 주의할 점을 잘 지킨다면 신생아의 흔한 감염병들을 피할 수 있고, 공연히 열이 나서 불필요하게 이런 저런 검사를 받지 않아도 될 것이다. 현행 예방접종 일정에 잘 따르고 집단 면역을 통해 아기들을 보호해준다면 건강한 출발은 물론, 아기를 계속 건강하게 키우는 데도 큰 도움이 된다.

방문객/면역기능 발달

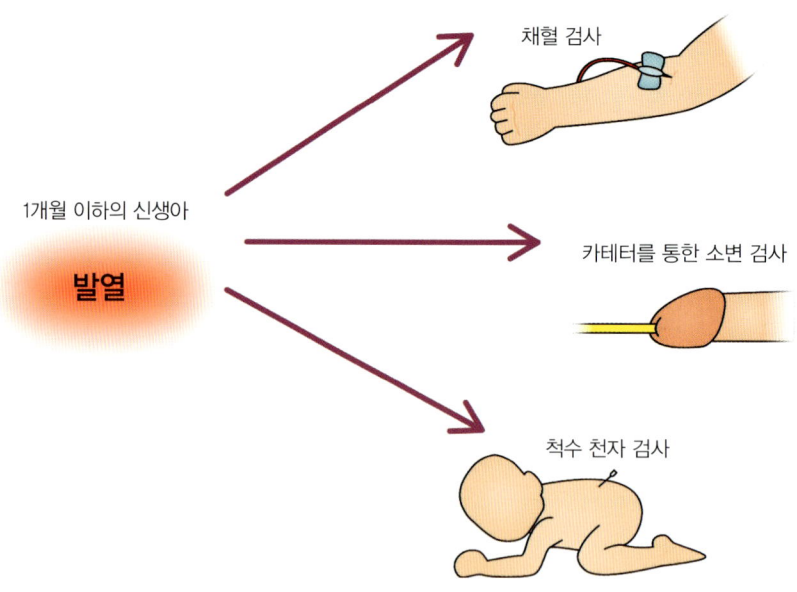

아기를 집에 데리고 오면 사람들에게 보이면서 자랑하고 싶은 것이 당연하다! 하지만 이 시기에 부모들이 지켜야 할 몇 가지 **주의사항**이 있다. 이를 잘 지키지 않으면 공연히 아기를 입원시켜 힘겨운 검사를 받아야 할 수도 있다. 신생아는 아파도 표가 잘 나지 않는다. 따라서 바이러스에 의한 단순 감기인지 세균성 뇌수막염으로 인해 위험한 상태인지 구별하기가 쉽지 않다. 더욱이 **갓 태어난 신생아는 면역계가 성숙하지 않아 심각한 감염에 걸리기 쉽다.**

신생아(생후 1개월 미만)가 38°C 이상의 열이 난다면 반드시 입원하여 채혈 검사, 카테터를 통한 소변 검사, 척수 천자 검사를 받아야 한다. (1~3개월인 유아도 이렇게 할 것을 권고하는 경우가 있다.) 혈액, 소변, 뇌척수액 검체는 모두 배양하여 세균 감염이 있는지 가려야 한다. 결과가 나오려면 보통 48시간이 걸리는데, 그 사이에 아기에게는 정맥 내로 항생제를 투여해야 한다.

부모는 말만 들어도 겁이 나겠지만 모든 과정이 반드시 필요하다. 38°C 이상 열이 나는 신생아의

12퍼센트에서 생명을 위협할 정도로 심각한 감염이 발견되기 때문이다. 물론 열이 난다고 해도 88퍼센트의 신생아는 심각하지 않다는 뜻이지만, 심각한 감염을 놓치면 매우 위험하므로 결국 모든 아기에게 이런 검사들을 시행해야 한다.

    심각한 감염과 온갖 검사를 피하려면 생후 4~6주까지 아기를 세균에 노출시키지 않는 것이 가장 안전하다. 따라서 이 때는 아무리 아기를 보고 싶어도 방문을 자제해달라고 요청하는 것이 좋다. 문화권에 따라 12주간 방문을 막는 경우도 있지만 보통 그럴 필요까지는 없다.

직장 체온

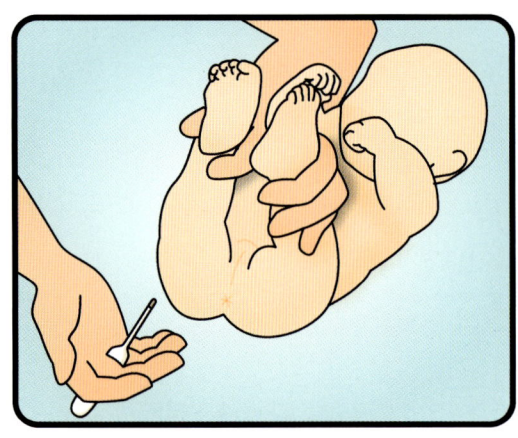 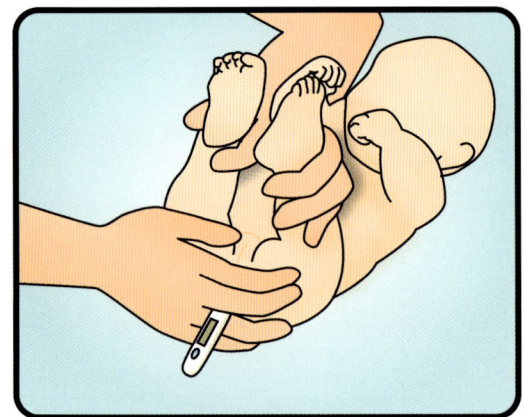

3개월 미만의 유아에서 체온을 측정하기에 가장 좋은 부위는 **직장**이다. 직장 체온을 잴 수 있다면 어떤 체온계를 쓰든 상관없다. 3개월 이상인 유아는 다른 방법을 쓰는 것이 합리적이다. 직장이 아닌 다른 부위에서 체온을 잴 때는 측정 수치에서 일정한 값을 더하거나 빼야 한다고 생각하는 경우가 많다. 하지만 체온을 잰 후에는 더하거나 빼지 말고, 체온계에 나타난 숫자를 그대로 의사에게 알리는 것이 좋다.

언제 체온을 쟀는지, 어느 부위에서 쟀는지, 언제 마지막으로 해열제를 먹었는지 등을 적어 두면 유용한 정보가 된다. 이런 항목들을 간략한 표로 만들어보면 의사에게 큰 도움이 된다.

1세가 넘으면 정확히 체온이 몇 도인지는 크게 중요하지 않다. 얼마나 활발한지를 보는 것이 실제로 얼마나 아픈지를 가늠하는 더 좋은 척도다. 따라서 수시로 체온을 측정할 필요는 없으며, 체온계도 어떤 종류를 쓰든 상관없다

직장 체온 재는 법
1. 체온계 끝에 윤활용 젤리를 바른다.

2. 아기를 평평하고 안정적인 곳에 얼굴이 위로 오도록 똑바로 눕힌다.
3. 한손으로 아기의 양쪽 다리를 꼭 잡는다.
4. 다른 쪽 손의 검지와 중지 사이에 체온계를 끼워 꼭 잡는다.
5. 항문을 통해 윤활제를 바른 체온계를 직장까지 밀어넣는다. 보통 1.25~2.5센티미터 정도면 적당하다. 그러나 1.25센티미터 전이라도 저항이 느껴진다면 억지로 밀어넣지 말고 멈춰야 한다.
6. 체온계를 계속 검지와 중지 사이에 끼운 채로 손을 동그랗게 오므려 아기의 엉덩이를 감싼다. 체온을 재는 동안 부드럽게 아기를 어르거나 말을 해도 좋다.
7. 삑삑거리는 소리가 나거나 기타 체온 측정이 끝났다는 신호가 나타날 때까지 기다린다. 스크린에 나타난 숫자를 읽고 체온을 잰 시간과 함께 기록한다.

주기적 호흡

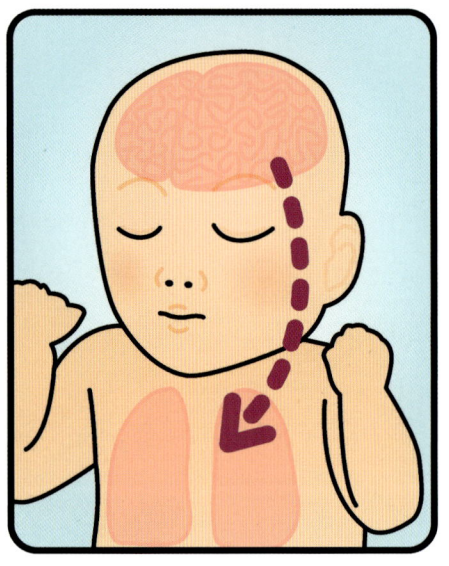
뇌에서는 폐로 신호를 보내 호흡을 조절한다. 이 신호가 꾸준히 지속되지 않으면 주기적 호흡이 생긴다.

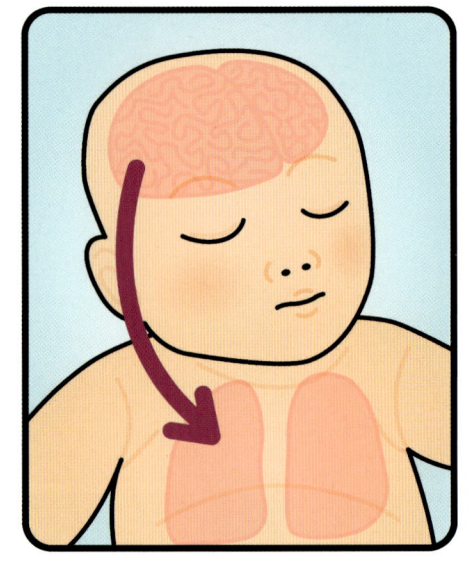
아기가 자라 성숙해지면서 이 신호는 꾸준한 양상을 띠며, 이에 따라 호흡 또한 고르고 규칙적이 된다.

주기적 호흡은 호흡 양상의 정상적인 변동으로, 신생아는 물론 성인에서도 관찰된다. 아기가 숨쉬는 것을 잘 보면 갑자기 숨을 멈췄다가 10초 이내에 빠르고 얕은 숨을 몰아 쉰다. 이런 주기적 호흡은 깊게 잠들었을 때 더 자주 나타나지만, 아기가 깨어 있는 동안에도 언제든 나타날 수 있다.

주기적 호흡은 신생아의 80퍼센트에서 관찰되는 정상적인 호흡 양상으로, 질병과 아무런 관계가 없으므로 전혀 걱정할 필요 없다. 하지만 20초 이상 숨을 멈춘다거나, 숨을 멈춘 동안 피부가 파래지는 증상이 나타난다면 빨리 소아과 의사를 만나야 한다.

모로 반사

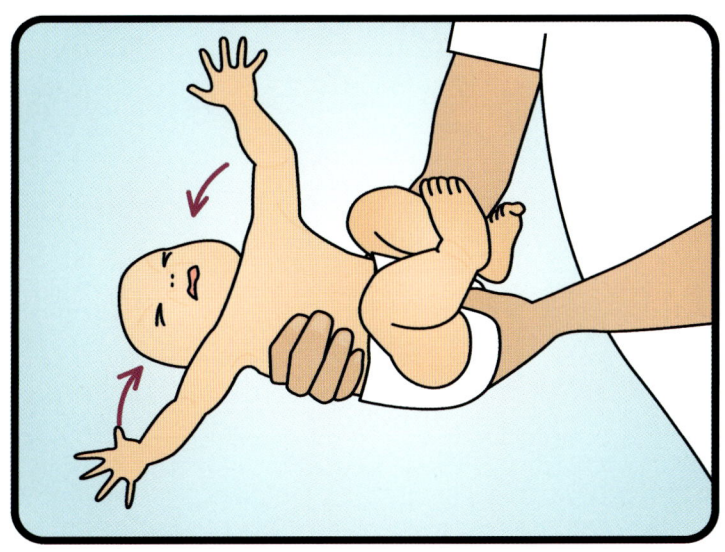

모로 반사는 아기가 갑자기 팔을 바깥쪽으로 활짝 폈다가 이내 빠른 속도로 포옹하듯 안쪽으로 오므리는 동작을 취하는 것으로 오스트리아의 소아과 의사 에른스트 모로 Ernst Moro가 처음 기술했다. 이때 아기는 대개 울음을 터뜨린다. 모로 반사는 큰소리 등 갑작스러운 자극을 받거나, 아기가 허공에서 갑자기 5~10센티미터 정도 아래로 뚝 떨어질 때 나타난다.

모로 반사는 완벽하게 정상적인 반사 행동이다. 신생아가 '배우지 않고' 타고나는 몇 안 되는 공포의 표현이라고 생각하는 사람도 있다. 아기를 키우다 보면 생후 4~5개월이 되기 전에 한 번쯤 이런 행동을 보게 된다. 하지만 6개월이 지났는데도 모로 반사가 남아 있다면 소아과 의사를 만나 보는 것이 좋다.

영아산통

영아산통의 추정 원인
공기 삼킴
위식도 역류
유단백 알레르기
유당 불내성
식품 알레르기
신경계 미숙
엄마의 불안
장내 세균 불균형

영아산통은 건강상 다른 문제가 없는 3개월 미만의 아기가 하루 3시간 이상 우는 일이 일주일에 3번 이상 있을 때로 정의한다. 원인이 무엇이든 대개 3개월 이내에 저절로 좋아진다(3-3-3-3). 연구에 따르면 영아산통이 있든 없든 모든 아기는 생후 첫 3개월 동안 그 어느 때보다도 더 많이 운다. 영아산통의 정의를 충족시키는 신생아는 전체의 약 8~40퍼센트로 알려져 있다. 영아산통의 빈도는 남녀 간에 차이가 없으며, 모유를 먹든 분유를 먹든, 만삭아든 미숙아든 다르지 않다.

사실 영아산통의 원인은 정확히 밝혀지지 않았다. 위장관 문제, 생물학적 현상, 심리학적 문제라는 세 가지 가설이 있다. 어쩌면 세 가지 모두 작용하는지 모른다. 위장관 가설이 가장 많은 지지를 받지만 여기서도 다시 먹이는 방법의 문제, 우유 단백질 불내성, 유당 불내성, 위장관 미성숙, 위장관의 과운동성, 장내 세균의 변화 등 여러 가지 학설이 제기된다. 원인이 무엇이든 영아산통은 위험하지 않으며 시간이 지나면 저절로 없어진다. 하지만 아기가 지나치게 운다는 것은 심각한 문제를 시사하는 증상일 수 있으므로 일단 소아과 의사에게 보이는 것이 좋다.

심각한 문제가 아니라 영아산통이라고 생각되면 소아과 의사는 몇 가지 방법을 권유할 것이다. 우선 먹이는 방법을 바꾸고, 아기를 잘 달래본다. 잘 달랜다는 것은 고무 젖꼭지 물리기, 자동차에 태우고 돌아다니기, 부드럽게 흔들어 주기, 유아용 그네에 태우기, 따뜻한 물로 목욕시키기, 아기의 배를 문질러 주기 등이다. 유감스럽게도 아기의 울음을 딱 그쳐줄 마법 같은 방법은 없으며, 이런 모든 방법이 전혀 통하지 않는 경우도 있다.

그 밖에도 예로부터 전해오거나 인터넷에 도움이 되었다고 올라온 방법들이 있다. 이유식을 바꿔 본다든지, 프로바이오틱스나 시메티콘을 먹인다든지, 아기 몸을 마사지해준다든지, 생약이나 에센셜 오일, 동종요법 같은 것들이다.

하지만 이런 방법이 효과가 있다고 입증된 적은 없으므로 현재로서는 권하지 않는다. 안심이 되는 것은 **영아산통은 발달 문제와 전혀 관계가 없으며 생후 3개월까지는 대부분 좋아진다**는 점이다. 어쩌면 부모가 불안감을 내려놓고 가능하다면 친구나 가족들로부터 정신적 지지와 격려를 받으며 필요하다면 조금 쉬면서 재충전할 시간을 갖는 것이 가장 좋은 방법인지도 모른다. 이 말을 기억하자. 이 또한 지나가리라.

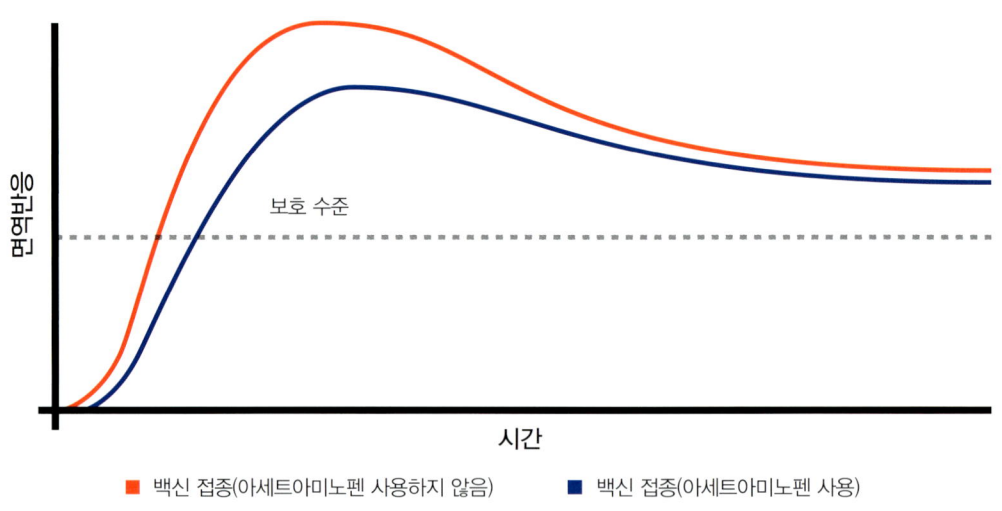

예방접종과 아세트아미노펜

예방접종 시 아기의 불편과 통증을 덜어주기 위해 열이 나지 않는데도 **아세트아미노펜**이나 **다른 해열제**를 주는 경우가 있다. 2009년 체코 공화국에서 아세트아미노펜이 예방접종 후 반응에 어떤 영향을 미치는지 연구한 적이 있다. 이 연구에서는 백신을 맞은 후 체온 변화도 알아보았다. 당연히 아세트아미노펜을 투여한 시험군에서는 38°C 이상 열이 난 아기가 40~50퍼센트 더 적었다. 양쪽 시험군 모두 39.5°C를 넘는 고열이 난 아기는 매우 드물어서 1퍼센트 이하에 불과했다. 또한 고열에 의해 심각한 문제가 발생한 경우는 없었다.

열이 나는 빈도를 효과적으로 감소시켰지만 동시에 아세트아미노펜은 백신에 대한 면역반응을 뚜렷하게 감소시켰다. 예방접종의 목적은 면역계를 자극하여 항체를 생성함으로써 향후 질병에 맞서 싸우도록 하는 것이다. 하지만 아세트아미노펜을 투여한 시험군에서는 몇몇 백신에 대한 항체 생산량이 유의하게 감소했다(모든 백신이 그런 것은 아니었다). 그럼에도 백신을 접종 받은 아기의 절대다수는 아세트아미노펜 투여와 관계없이 보호 수준의 항체를 생성했다.

항체 생산량이 이렇게 감소하는 현상이 임상적으로 의미가 있는지는 알 수 없다. 이부프로펜이나 다른 해열제가 비슷한 효과를 나타내는지도 보고되지 않았다. 하지만 연구자들은 그럴 가능성이 높을 것이라고 추측한다.

    체코 연구를 감안한다면 예방접종을 받고 나서 아기에게 가급적 아세트아미노펜을 주지 않는 것이 더 나을 것이다. 아기가 보챈다면 시원한 것을 대주거나, 부드럽게 흔들어주거나, 고무 젖꼭지를 물리는 방법으로 달래볼 수 있다. 하지만 백신을 맞고 나서 달랠 수 없을 정도로 보챈다면 아세트아미노펜 사용을 주저할 필요는 없다. 모든 아기들이 충분한 항체를 생성하기 때문이다.

예방접종의 부작용

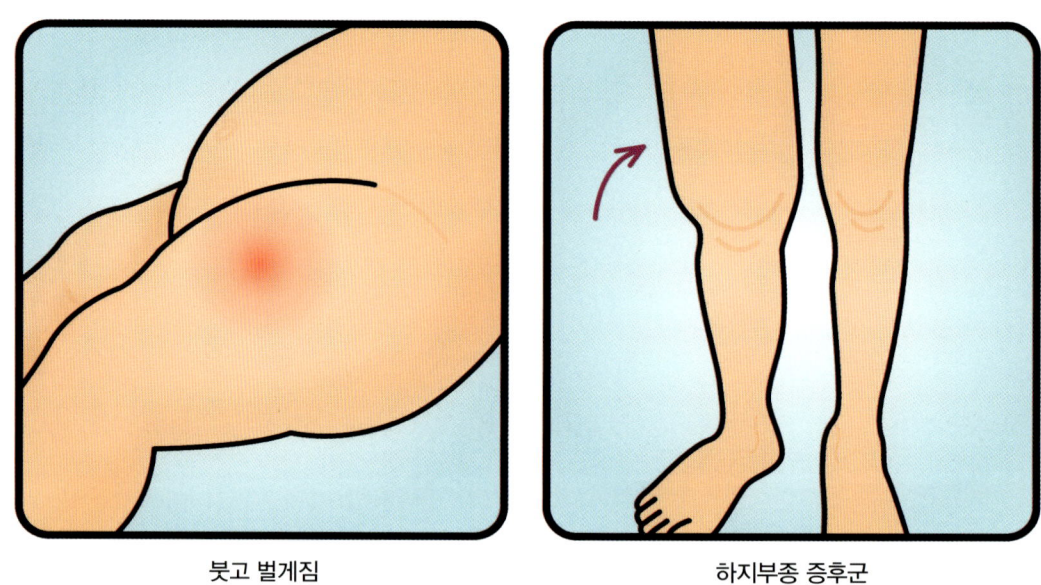

붓고 벌게짐   하지부종 증후군

예방접종 후 **부작용**이 생기는 것은 흔한 일이다. 가장 흔한 부작용은 접종 부위가 아프고, 붓고, 벌게지는 것이다. 이런 국소 반응은 한 시간 간격으로 15~20분씩 그 자리에 차가운 것을 대주면 쉽게 가라앉는다. 열도 상당히 흔해서 백신에 따라 20~33퍼센트의 아기에서 열이 난다. 아기가 많이 보챈다면 해열제를 쓸 수 있지만, 앞에서 말했듯이 다른 방법으로 달랠 수 있다면 더 좋다. 때때로 주사 부위 주변에 국소적으로 두드러기가 나기도 한다. 이때는 1퍼센트 하이드로코티손 크림을 사용하면 쉽게 가라앉는다.

100만분의 1의 확률로 백신을 맞고 나서 심한 알레르기 반응이 생길 수 있는데, 이때는 즉시 소아과 의사를 만나야 한다. 전신적으로 두드러기가 나면서 얼굴과 목안이 붓고 숨쉬기가 곤란하다면 응급상황이다. 다행히 이런 반응은 매우 드물다.

모든 백신은 부작용이 생길 수 있지만, 그렇다고 부작용이 흔한 것은 아니다. 어떤 백신이든 부작용의 가능성보다 이익이 훨씬 크다고 판단했을 때만 승인을 받아 사용되므로 안심하고 맞아도 된다.

DTaP(디프테리아, 파상풍, 무세포 백일해) 백신의 흔한 부작용 가운데 특별히 언급할 만한 것은 주사를 맞은 팔이나 다리 전체가 1~7일까지도 붓는 경우가 있다는 점이다. 이런 부작용은 보통 백신을 네 번째 또는 다섯 번째 맞았을 때 생긴다(보통 네 살). 보기에는 끔찍하지만 사실 심각한 문제가 아니며 치료를 하지 않아도 저절로 좋아진다. 필요하다면 차가운 것을 대주는 것만으로 충분하다. 대부분의 어린이가 팔이나 다리를 움직이는 데 아무런 문제가 없으며, 알레르기 반응과도 관계없으므로 이후 DTaP 예방접종을 그대로 진행해도 문제없다.

집단면역

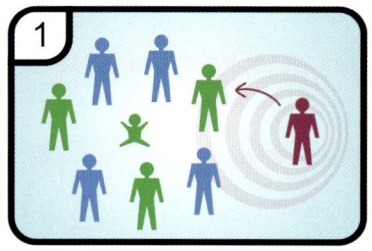 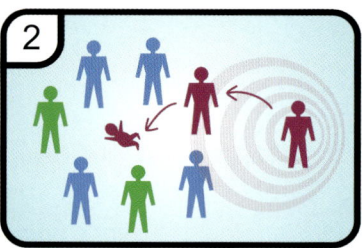 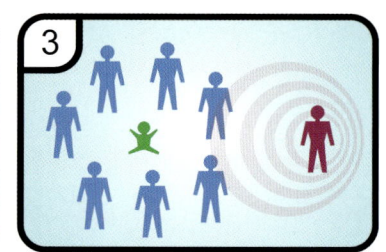

집단 중에서 일부만 백신을 맞는다면 병원체가 퍼져 나가 유아를 감염시킨다.

집단 모두가 백신을 맞는다면 병원체가 퍼져 나가지 못하여 유아도 안전하다.

- 백신을 맞지 않은 건강한 사람
- 백신을 맞은 건강한 사람
- 백신을 맞지 않은 환자 (다른 사람을 감염시킬 수 있음)

예방접종 일정은 생후 4주 이내에 시작된다. 때로는 태어나면서 바로 B형간염 접종을 받는 아기도 있다. 이후 아기는 2, 4, 6개월에 다양한 예방접종을 받게 된다. 백신이 면역반응을 유도하여 아기를 보호해줄 때까지 처음 몇 개월간 유아는 많은 병에 취약한 상태다. 또한 일부 백신, 특히 생바이러스 백신과 **독감 백신**은 일정한 연령이 되어야 접종할 수 있기 때문에 이런 병들로부터는 보호받지 못한다.

중요한 백신을 다 맞지 못했더라도 주변에 병에 걸린 사람이 없다면 아기는 안전할 것이다. 따라서 사회의 **집단면역**을 높이는 것이 매우 중요하다. 집단면역이란 모든 사람이 아기가 걸리기 쉬운 질병에 대한 백신을 맞아, 아기가 아예 그런 병원체에 노출되지 않도록 하는 것이다.

집단면역에서 가장 중요한 백신은 **DTaP 추가 접종**(백일해 예방을 위해)과 독감 백신일 것이다. A형간염, MMR(홍역/볼거리/풍진), 수두 백신도 중요하다. 가족 전체가 예방접종을 잘 받으면 유아가 예방접종 일정을 마쳐 스스로 면역력을 가질 때까지 위험에 노출될 가능성이 크게 줄어든다.

사회 전체로 보면 집단면역은 유아뿐만 아니라 면역이 약화된 사람들, 예를 들어 항암치료를 받고 있거나, 선천적으로 면역력이 부족하거나, 당뇨병 등으로 면역계가 약화된 사람들에게도 너무나 중요하다. **면역이 약한 사람을 보호하는 가장 좋은 방법은 면역이 정상인 사람들이 백신을 맞는 것이다.**

정상발달표

신체 발달	행동을 습득하는 평균 연령	3개월	6개월	9개월	1세	2세	3세	5세
머리와 몸통의 움직임	부분적으로 머리를 듦	짧게 머리를 가눔	완전히 머리를 가눔	머리와 어깨를 쳐듦	머리를 돌리고 중심을 잡음	안았을 때 머리를 잘 가눔	머리를 모든 방향으로 쉽게 움직이고 유지함		
뒤집기			엎드린 자세에서 누운 자세로 뒤집기	누운 자세에서 엎드린 자세로 뒤집기	놀면서 어떤 방향으로든 쉽게 몸을 뒤집음			
앉기		완전히 기대야만 앉을 수 있음	조금만 잡아주어도 앉을 수 있음	손만 잡아주어도 앉을 수 있음	잡아주지 않은 상태로 앉기 시작함	잡아주지 않아도 잘 앉아 있음	앉은 자세에서 쉽게 몸을 비틀고 움직임		
기고 걷기			배밀기를 시작함	기기 시작함	잡고 일어섬	걸음마를 시작함	걸을 수 있음	달릴 수 있음	발끝이나 발뒤꿈치로 걸을 수 있음
팔과 손의 움직임	손가락을 꼭 잡음		물체를 향해 손을 뻗기 시작함	손을 뻗어 손 전체로 물체를 잡음	물체를 한쪽 손에서 다른 쪽 손으로 옮김	엄지와 검지로 물체를 잡음	움직이는 물체를 향해 쉽게 손을 내밀었다 거두어들임	공을 던지고 받음	
보기		가까운 물체의 움직임을 눈으로 쫓아감	밝은 색깔/형태를 좋아함	사람들의 얼굴을 알아봄	멀리 있는 물체에 초점을 맞춤		작은 물체/그림을 쳐다봄	6미터 떨어져 있는 작은 형태를 뚜렷하게 알아봄	
듣기		큰 소리가 나면 몸을 움직이거나 울음을 터뜨림	소리 나는 쪽으로 고개를 돌림	엄마의 목소리에 반응함		리듬이 있는 음악을 좋아함	간단한 단어를 이해함	대부분의 간단한 말을 분명히 알아듣고 이해함	

부모들은 특정한 발달지표가 표시된 도표를 이용하여 자녀의 발달 상황을 점검한다. 그러다 어떤 발달지표가 제때 달성되지 않으면 문제가 있는 것은 아닌지 불안해한다.

하지만 정상발달표에 나오는 모든 지표를 정확히 그 시점에 달성하는 아기는 매우 드물다. 물론 세심하게 관찰할 필요는 있지만, 설사 약간 '지연'이 있어도 대부분 따라잡는다. 많은 아기가 어떤 시점에 대근육 운동, 소근육 운동, 말하기, 사회적 발달 등의 측면에서 일시적인 지연을 보이게 마련이다. **모든 아기가 자기만의 독특한 방식에 따라 성장 발달한다**는 점을 기억하고 기다리면 대부분 큰 문제없이 자란다.

하지만 **어떤 범주든 발달이 2~3개월 이상 뚜렷하게 늦어진다면, 특히 다양한 범주에 걸쳐 눈에 띄게 발달이 늦다면 반드시 소아과 의사를 만나야 한다.** 발달 지연은 절대로 무시해서는 안 된다. 요컨대 정상발달표에 너무 얽매일 필요는 없지만 주의 깊게 관찰할 필요는 있다고 할 것이다.

이것만은 기억합시다

- ✓ 생후 4~6주까지는 아기를 세균에 노출시키지 않는 것이 가장 안전하다. 가족이나 친척들에게 방문을 자제해 달라고 요청하고, 교회나 모임, 그 밖에 사람이 많이 모이는 장소에는 아기를 데려가지 않는 것이 좋다.
- ✓ 3개월 미만의 유아에서 체온을 측정하기에 가장 좋은 부위는 직장이다.
- ✓ 주기적 호흡은 호흡 양상의 정상적인 변동으로 아기가 갑자기 숨을 멈췄다가 10초 이내에 빠르고 얕은 숨을 몰아쉬는 현상이다.
- ✓ 모로 반사는 갑자기 팔을 바깥쪽으로 활짝 폈다가 이내 빠른 속도로 포옹하듯 안쪽으로 오므리면서 울음을 터뜨리는 행동이다. 모로 반사는 정상이며 생후 4~5개월 이내에 없어진다.
- ✓ 영아산통은 건강상 다른 문제가 없는 3개월 미만의 아기가 하루 3시간 이상 우는 일이 일주일에 3번 이상 있을 때로 정의한다. 원인이 무엇이든 영아산통은 위험하지 않으며 대개 3개월 이내에 저절로 좋아진다(3-3-3-3).
- ✓ 예방접종을 할 때 아세트아미노펜을 복용하면 백신에 대한 면역반응이 감소한다. 따라서 백신을 맞고 난 후 아기가 달랠 수 없을 정도로 보채지 않는다면 아세트아미노펜을 주지 않고 다른 방식으로 달래는 것이 좋다.
- ✓ 예방접종 후 가장 흔한 부작용은 접종 부위가 아프고 붓고 벌게지는 것이다. 이런 국소 반응은 한 시간 간격으로 15~20분씩 차가운 것을 대주면 쉽게 가라앉는다.
- ✓ 집단면역이란 접촉하는 모든 사람이 아기가 걸리기 쉬운 질병에 대한 백신을 맞아 아기가 아예 그런 병원체에 노출되지 않도록 하는 것이다.
- ✓ 모든 아기가 자기만의 독특한 방식에 따라 성장 발달한다는 점을 기억하고 기다리면 대부분 큰 문제없이 자란다. 하지만 어떤 범주든 발달이 2~3개월 이상 뚜렷하게 늦어진다면, 특히 다양한 범주에 걸쳐 눈에 띄게 발달이 늦다면 반드시 소아과 의사를 만나야 한다.

SLEEPING

제8장

수면

초보 부모에게 갓난아기를 재우는 것만큼 지치고 피곤한 일은 없다. 이 문제에 관해서는 수많은 책이 나와 있으며, 비법과 철학 또한 따라잡지 못할 정도로 많다. 하지만 반드시 기억해야 할 요점이 있다면 아기들은 잠을 거의 못 자는 것 같아도 어떻게든 필요한 만큼 잔다는 점이다.

따라서 가족의 수면 일정을 마련할 때는 엄마 아빠가 충분히 쉴 수 있어야 한다는 점을 고려해야 한다. 그래야 아기를 더 잘 돌볼 수 있다. 또한 영아 돌연사 증후군Sudden Infant Death Syndrome 방지 지침에 잘 따르는 것도 중요하다. 사실 몇 가지 중요한 원칙만 지키면 아기는 물론 가족 전체가 안전하고 쾌적하게 잘 수 있는 수면 일정을 마련하기는 그리 어렵지 않다.

얼마나 자야 할까?

연령	야간 수면	낮잠	총 수면 시간
0~2개월	계속	계속	10~18시간
2개월	9.5시간	5시간	14.5시간
6개월	11시간	3.5시간	14.5시간
12개월	11.5시간	2.5시간	14시간
3세	11.5시간	1.5시간	13시간

신생아는 자는 시간이 매우 길다. 갓 태어난 아기는 젖을 빨기 위해 하루 2~4시간 깨어 있을 뿐이다. 처음 1~2주 정도는 밤에도 보통 3시간 간격으로 먹기 때문에 자주 깨어난다. 이렇게 자주 먹는 것은 10~14일까지 출생 시 체중을 회복하는 데 도움이 된다.

일단 출생 시 체중을 회복하면 밤중에 잠든 아기를 굳이 깨워서 젖을 먹일 필요는 없다. 아기 스스로 깨어나 젖을 찾을 때만 먹이면 된다. 수유 간격은 최소한 3시간 이상이어야 하며, 밤중에는 아기가 최대한 오래 자도록 두는 편이 가장 좋다. 조금만 뒤척여도 깨워서 뭔가를 먹이면 밤중에 자꾸 깨서 먹는 버릇이 들게 된다.

고형식을 일찍 시작하거나 분유에 곡식가루 등을 타서 먹이면 밤새 잘 잔다는 말을 들어본 적 있을 것이다. 하지만 이런 식으로 먹이는 것이 수면 습관에 유리하다는 증거는 전혀 없다. 생후 2개월이 되면 대부분의 아기는 밤중에 먹지 않고 자도 아무런 문제가 없다. 더 일찍부터 밤새껏 잘 자는 아기들도 많다.

위의 표는 아기들이 보통 얼마나 자는지를 대략 정리한 것이다. 하지만 아기들은 각자 독특한 수면 습관이 있으며 이 표에 해당하지 않는 경우도 많다는 점을 기억하자.

일관성 있는 수면 계획을 세우고 실천하기

시간	계획
7:15	목욕시킨다
7:30	기저귀를 갈아주고 잠옷으로 갈아 입힌다
7:45	동화책을 읽어주거나 자장가를 불러준다
8:00	잠자리에 눕힌다

생후 4주에서 3개월 사이에 일관성 있는 잠자리 습관을 마련하는 것이 좋다. 일관성 있는 습관을 실천하면 아기는 이제 잠자리에 들 시간이라는 것을 몸으로 깨닫게 되어 더 쉽게 잠들고 결국 좋은 수면 습관이 형성된다. 다음과 같은 행동이 포함되면 좋다.

- 목욕시킨다
- 기저귀를 갈아주고 잠옷으로 갈아 입힌다
- 동화책을 읽어주거나 자장가를 불러준다

가능하다면 아기 잠자리를 부모의 잠자리에서 떨어뜨리는 것이 좋다(같은 방이라도 상관없다). 아기가 졸려 하면 **깨어 있더라도** 잠자리에 눕힌다. 일찍부터 이런 습관을 들이면 밤중에 깨어났을 때도 자기 스스로 잠드는 데 도움이 된다.

잠자리에 눕힌 후에는 되도록 빨리 아기 곁을 떠난다. 울더라도 바로 달려가 안아주기보다 스스로 편안해지는 요령을 터득할 시간을 주어야 한다. 조금 오래 울어도 크게 걱정할 필요는 없지만, 대부분 한 시간 이내에 잠드는 것이 보통이다.

생후 1개월만 돼도 10~11시간 동안 깨지 않고 계속 자는 아기도 있다. 그 정도까지는 아니라도 모든 아기가 3개월까지는 이렇게 되어야 한다. 밤중에 수유를 해도 괜찮지만 수유 횟수를 최대한 줄이도록 노력해야 한다. 생후 1개월이 되면 하룻밤에 두 번 이상, 2개월이 되면 한 번 이상 먹어서는 안 되며, 3개월이 되면 밤에 깨지 않고 10~11시간 동안 계속 잘 수 있어야 한다. 신생아에게 밤이란 저녁 8시부터 아침 6~7시까지 10~11시간 동안을 의미한다. 그동안 먹지 않아도 큰 문제없다. 아기들은 깨어 있는 동안 먹어서 보충하게 마련이다!

두 돌이 될 때까지 아기는 언제라도 다시 밤중에 깨어나는 습관이 생길 수 있다. 기저귀가 젖었다면 갈아주되(이때 밝은 불을 켜지 않아야 한다), 잠자리를 벗어나지 않게 하는 것이 좋다. 아기가 조금 울어도 스스로 잠들도록 기다려야 한다.

일반적으로 부모가 적게 돌봐줄수록 밤중에 깨어나는 습관이 빨리 없어진다. **아기를 안아서 달래거나 밤중 수유를 다시 시작하지 않도록 주의해야 한다.** 일단 습관이 되면 어지간해서는 끊기 어렵다. 아기가 밤중에 깨지 않고 잘 자면 부모에게도 좋지만 무엇보다 아기의 건강에 도움이 된다.

단단히 감싸기

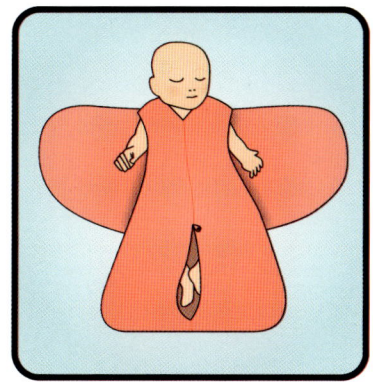
아기에게 잠옷을 입힌다. 팔은 담요 밖으로 빼주고 발은 담요 안으로 집어넣은 후 담요의 지퍼를 올린다.

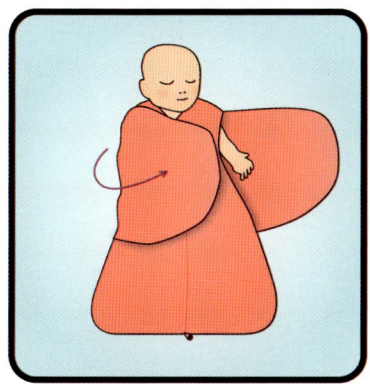
팔을 몸에 밀착시키고 그 위로 담요를 돌려 덮는다.

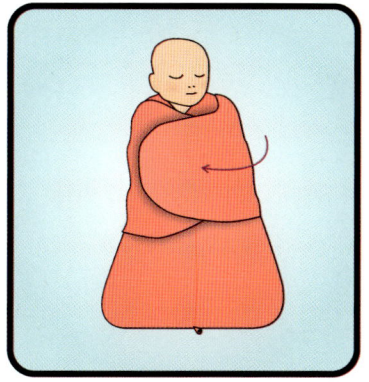
담요는 몸에 딱 맞게 밀착되어야 하며 턱이 노출된 상태로 아기의 어깨선을 따라 가지런히 정렬되어야 한다.

부모들은 아기를 **단단히 감싸기**를 좋아한다. 담요나 포대기로 몸을 꼭 싸주면 아기를 진정시키거나 재울 때 도움이 되는 수가 많다. 하지만 이렇게 단단히 감싸는 데는 약간의 위험이 따른다. 즉, **영아돌연사 증후군**과 **발달성 고관절 이형성증**이 생길 위험이 약간 높아지는 것이다. 일단 아기가 스스로 뒤집기 시작하면 단단히 싸놓기를 중단해야 영아돌연사 증후군의 위험을 피할 수 있다.

발달성 고관절 이형성증의 위험을 낮추려면 골반과 고관절의 움직임을 제한하지 않아야 한다. 너무 단단히 싸서 고관절의 움직임이 제한되면 발달성 고관절 이형성증의 위험이 높아진다. 구체적인 방법은 동영상을 보면 이해하기 쉬운데 국제 고관절 이형성증 연구소 International Hip Dysplasia Institute 웹사이트를 참고한다.

---

* 아기를 단단히 싸놓는 기술을 스웨들링(swaddling)이라고 한다. 위 그림은 서구에 널리 보급된 스웨들링용 담요를 이용하는 방법이다. 우리 나라에서는 이 담요가 널리 쓰이지 않지만 포대기 등을 이용하여 아기를 단단히 감싸는 모습은 흔히 볼 수 있다. 그때도 영아돌연사 증후군과 발달성 고관절 이형성증의 위험에 주의해야 한다.

영아돌연사 증후군

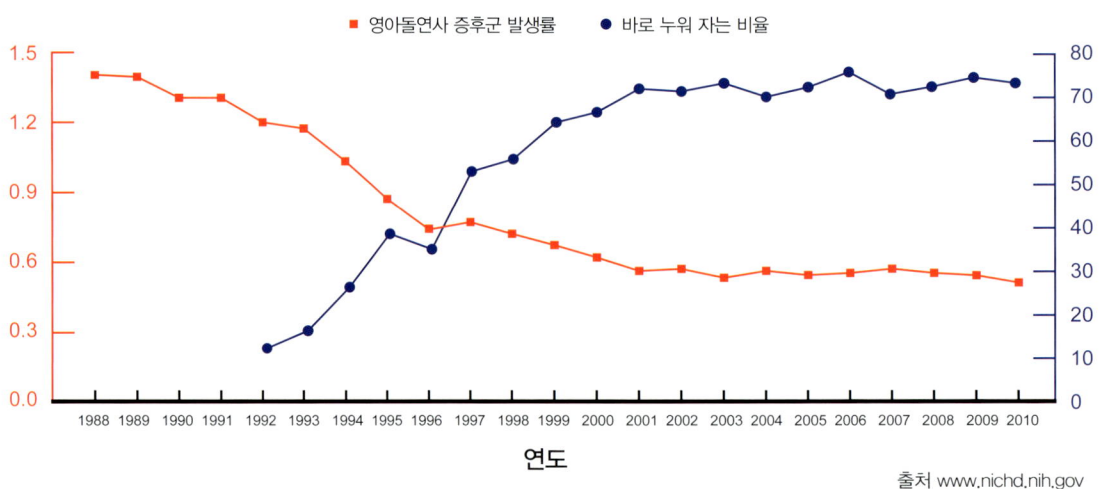

영아돌연사 증후군 발생률과 수면 자세(미국, 1988~2010)

출처 www.nichd.nih.gov

영아돌연사 증후군은 신생아 시기 이후 **영아 사망**의 가장 흔한 원인이다. 하지만 미국에서는 1992년 미국 소아과학회에서 아기들을 똑바로 누운 자세로 재우도록 권고한 후 발생률이 40퍼센트 넘게 감소했다.

영유아 수면에 관한 미국 소아과학회의 권고안은 다음과 같다.

- 유아는 등을 바닥에 대고 바로 누운 자세로 자야 한다. 바로 누운 자세가 가장 위험성이 낮다.
- 아기 침대는 미국 소비자제품 안전위원회와 미국 시험재료학회의 안전성 기준을 충족해야 한다.
- 유아를 물침대, 소파, 매우 푹신한 매트리스, 기타 푹신한 표면 위에서 재워서는 안 된다.
- 아기의 잠자리 주변에 부드러운 재질로 된 물건들을 두어서는 안 된다(털이 긴 담요, 헝겊 인형, 베개, 아기 침대에 충격 방지용으로 설치하는 부드러운 보호대 등).
- 부모와 한 침대에서 재우는 것은 위험할 수 있다.

- 지나친 난방을 피한다. 아기를 재울 때는 가볍게 입혀야 하며, 침실의 온도는 가볍게 입은 성인이 편안하게 느낄 정도로 유지해야 한다. 아기를 꽁꽁 싸는 것은 좋지 않으며, 아기를 만졌을 때 열감이 느껴져서는 안 된다.
- 깨어 있는 동안 배밀이를 하는 것은 아기의 발달과 머리가 납작해지는 것을 방지하는 데 도움이 되므로 허용하지만 부모가 옆에서 지켜보는 것이 좋다. 아기가 잘 때 머리가 바닥에 닿는 부분을 매일 또는 매주 바꿔주는 것도 고려할 수 있다.
- 자는 자세를 인위적으로 조절해주는 기구는 권장하지 않는다.
- 가정용 무호흡 탐지기가 영아돌연사 증후군 빈도를 낮춘다는 증거는 없다.
- 자는 동안 고무 젖꼭지를 사용하면 영아돌연사 증후군의 위험이 낮아진다. 하지만 치아 건강을 위해 첫돌이 지나면 고무 젖꼭지 사용을 중단해야 한다.
- 아기가 스스로 뒤집기를 시작하면 단단히 감싸서는 안 된다.

이것만은 기억합시다

- ✓ 일단 아기가 출산 시 체중을 회복하면 밤중에 잠든 아기를 굳이 깨워서 젖을 먹일 필요는 없다. 아기가 스스로 깨어나 젖을 찾을 때만 먹이면 된다. 수유 간격은 최소한 3시간 이상이어야 한다.
- ✓ 이상적으로 신생아는 생후 1개월이 되면 하룻밤에 두 번 이상, 2개월이 되면 한 번 이상 먹어서는 안 되며, 3개월이 되면 밤에 깨어나지 않고 계속 잘 수 있어야 한다. 여기서 밤이란 저녁 8시부터 아침 6~7시까지 10~11시간 동안을 의미한다.
- ✓ 아기를 단단히 감싸는 것은 때때로 도움이 되지만 발달성 고관절 이형성증의 위험을 낮추려면 골반과 고관절이 움직일 수 있도록 충분한 공간을 마련해주어야 한다.
- ✓ 영아돌연사 증후군의 위험을 피하기 위해서 일단 아기가 스스로 뒤집기 시작하면 단단히 감싸기를 중단해야 한다.
- ✓ 영아돌연사 증후군의 위험을 피하기 위해서 아기는 항상 등을 바닥에 대고 똑바로 누운 자세로 재워야 하며, 주변에 호흡을 방해할 수 있는 물체가 없는지 살펴야 한다.

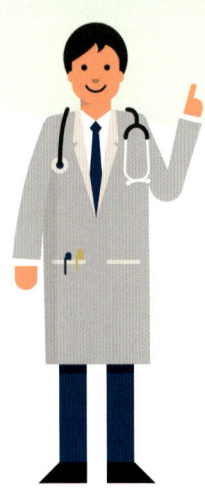

FEEDING

제9장

먹이기

먹는 것은 즐거워야 한다! 과학적인 차원에서 먹는다는 것은 충분한 영양을 섭취하여 신체를 건강하게 유지하는 일이다. 하지만 보다 일상적인 의미에서 식사 시간은 가족이 함께 어울리고 그날 있었던 일을 서로 얘기하면서 맛있는 음식을 즐기는 시간이다. 신생아를 먹일 때 궁극적인 목표는 서서히 고형식을 도입하여 돌이 되었을 때 다른 가족들이 먹는 것을 함께 먹으며 식사 시간을 즐기는 것이다!

아기를 먹인다는 것은 과학적인 고려가 중요하지만 동시에 현실적인 기술이기도 하다. 아기를 먹이는 방법에 대해서는 수많은 주장과 학설과 제안이 존재하며, 책도 많이 나와 있다. 하지만 일관성 있는 수면 습관을 들이는 것과 마찬가지로 대부분의 아기들은 어떤 방식으로든 필요한 것을 알아서 먹게 마련이다.

가장 중요한 원칙을 하나 들자면, 부모는 **음식의 질**을 보살피고 **음식의 양**은 아기에게 맡겨두라는 것이다. 균형 잡힌 식단을 유지하는 한, 아기는 필요한 만큼 몸무게가 늘고 건강하게 자란다. 몇 가지 요령과 개념만 이해한다면 부모와 아기는 아주 어린 나이부터 식사 시간을 즐기고 하루 중 가장 즐거운 시간으로 만들어갈 수 있을 것이다.

무엇을 먹일 것인가

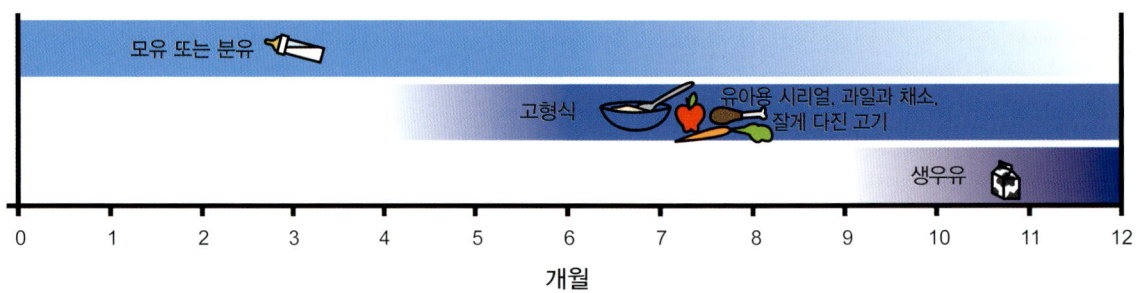

돌이 될 때까지 아기에게 가장 좋은 음식은 **모유**다. 이 법칙에 예외는 없다. 소아과 의사들은 돌이 될 때까지 모유 수유를 적극 권장한다. 사정이 있어 1년을 꼬박 젖을 먹일 수 없다면 현실적인 목표(6개월 등)를 세우되 최대한 오래 모유를 먹이는 것이 좋다.

모유는 신생아가 성장 및 발달하는 데 필요한 영양소를 딱 알맞은 양만큼 균형 있게 제공하는 최고의 식품이다. 또한 모유는 아기를 특정한 질병들로부터 보호하며, 알레르기와 천식이 생길 위험을 낮춘다.

모유 수유를 하지 않기로 했거나, 할 수 없거나, 돌이 되기 전에 수유를 중단했다면 **분유**를 먹이게 된다. 분유는 모든 면에서 모유의 뛰어난 대용품이다. 분유를 먹인다고 해서 죄책감을 느끼거나 불안해할 필요는 없다. 이 책을 쓰는 나도 분유만 먹고 자랐다. 내 동생도 마찬가지다. 그렇다고 우리 둘 다 전혀 이상한 사람이 되지는 않았다!

돌이 될 때까지 생우유를 주지 말라는 것이 공식적인 지침이다. 두 돌까지는 저지방 우유를 권고하지 않는다. 국가에 따라 9개월부터는 생우유를 먹여도 좋다고 권고하는 곳도 있다. 이 또한 합리적이고 비용도 훨씬 덜 들지만, 모유나 분유에 비해 생우유는 유아에게 필요한 영양소의 균형이 잘 맞지 않고, 유아의 예민한 소화관에 부담을 줄 수 있다.

모유와 분유는 정상적으로 아기에게 필요한 수분을 완벽하게 공급한다. 따라서 **물이나 주스를 더 먹일 필요는 없으며,** 때에 따라 수분 과잉으로 신생아의 미숙한 콩팥에 해를 끼칠 수도 있다. 신생아가 24시간 동안 6번 이상 소변을 본다면 따로 수분을 섭취할 필요는 없다. **아기가 원할 때 물을 따로 먹여도 안전한 시기는 생후 4개월부터다.**

    미국 소아과학회는 생후 4개월 이전에 고형식(쌀죽 등)을 먹이지 말라고 권고한다. 많은 부모들이 아기가 입을 오물거리며 고형식을 먹게 될 날을 손꼽아 기다린다. 하지만 4개월까지 먹이지 말라고 하는 데는 몇 가지 이유가 있다. 우선 고형식을 너무 일찍 먹이기 시작하면 식품 알레르기는 물론 제2형 당뇨병이 생길 위험이 증가할 수 있다(하지만 이 점에 대해서는 아직 연구가 아주 많지는 않다). 칼로리 과잉으로 아기가 과체중이 될 수도 있다. 또한 대부분의 아기는 생후 몇 개월간 음식을 삼키는 기능이 미숙하므로 질식할 우려가 있다. 엄밀하게 영양학적인 측면에서만 본다면 생후 4~6개월까지는 고형식이 필요하지 않다. 모유나 분유로 아기가 필요한 모든 영양소를 공급할 수 있기 때문이다.

언제 먹일 것인가

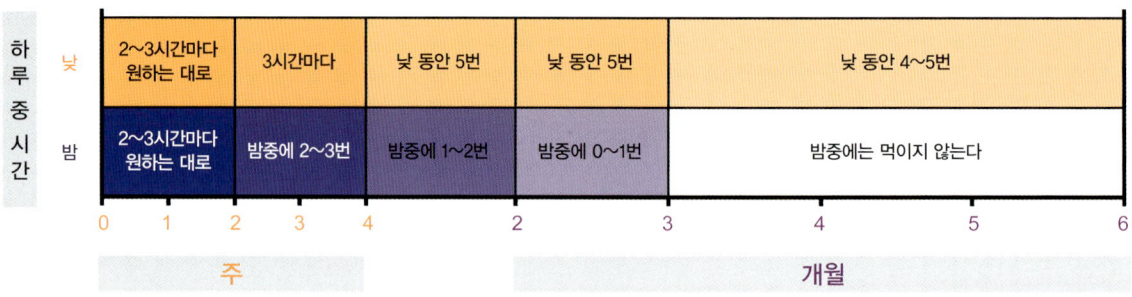

아기가 원하는 대로 먹일 것인가, 일정에 따라 먹일 것인가는 항상 논란거리다. 일정에 따라 먹이는 것이 대체로 현실적이다. 그렇게 먹이면 사이사이에 아기가 놀거나 잘 시간이 충분하다. 그러나 거의 모든 아기는 원하는 대로 먹는 것을 더 좋아한다. 특히 생후 몇 주간은 더욱 그렇다. 하지만 이렇게 먹이다 보면 아기가 너무 자주 먹으려고 하기 때문에 엄마가 지치고 젖꼭지에도 큰 부담이 된다. 도저히 못 견디는 엄마도 있다.

두 가지 방법 모두 장단점이 있기 때문에 부모와 아기에게 가장 알맞은 방법을 찾아야 한다. 개인적인 생각으로는 어느 정도 일정에 따라 먹이는 것이 장기적으로 대부분의 가족에게 더 좋다. 그러나 다시 강조하지만 생후 처음 몇 주는 일정에 따라 먹이기 어려운 아기도 꽤 많다는 것을 반드시 염두에 두기 바란다. 이때는 엄마 젖이 충분치 않은 경우가 많고, 아기도 젖을 빠는 데 서툴기 때문에 원하는 대로 먹일 수밖에 없는 경우도 많다. 하지만 아기가 점점 성숙해지면 결국 일정에 따를 수 있게 될 것이다.

낮 동안에는 잠든 아기를 깨우는 한이 있더라도 3시간에 한 번씩 먹이는 것을 목표로 해야 한다(첫 1~2주 동안은 더 자주 먹여야 할 수도 있다). 밤중에는 잠든 아기를 먹이기 위해 깨울 필요는 없다(일단 생후 10~14일 정도에 출생 시 몸무게를 회복한 후에는 이렇게 해도 안전하다). 아기가 배고픔을 느껴 스스로 깨어난다면 위 도표에 따라 밤중 수유를 해도 좋다. 밤에 깨어나 먹지 않아도 부족한 양은 낮에 아기가 알아서 먹으므로 걱정할 필요는 없다.

아기의 타고난 성향이 어떻든 밤에는 자고 낮에 먹도록 버릇을 들여야 한다. 대부분의 아기는 성장하는 데 필요한 영양소를 알아서 섭취한다. 믿어도 좋다. 충분히 먹이지 못하면 어떻게 하나 걱정할 필요는 없다. 아기가 먹을 때가 되면 자다가도 깨어나 먹을 것을 찾고, 규칙적으로 기저귀를 갈아주어야 할 만큼 대소변을 잘 보며, 한 번 먹으면 2~3시간 정도 만족한다면 충분히 먹고 있는 것이다.

갓 태어난 아기는 거의 매시간이라고 할 정도로 자주 운다. **아기가 운다고 해서 반드시 배가 고프다고 생각해서는 안 된다.** 아기로서는 울어야 할 이유가 상당히 많을 수 있다. 기저귀가 젖었을 수도 있고, 낮잠이 필요할 수도 있다. 따라서 먹일 시간이 되지 않았다면 고무 젖꼭지를 사용한다. 모유나 분유를 먹이기 전에 배가 고파서가 아니라 뭔가 다른 이유로 인해 우는 것이 아닌지 항상 확인해야 한다.

분명히 먹였는데 배가 고픈 것 같은 아기도 있다. 이때는 한 번 먹일 때 더 많은 양을 먹이도록 노력해본다. 동시에 고무 젖꼭지 등 아기의 관심을 돌리는 방법을 이용하여 먹는 간격을 조금씩 늘리려고 해볼 필요가 있다. 아기는 '비영양학적' 이유로, 즉 뭔가를 먹어야 하기 때문이 아니라 그저 뭔가를 빨고 싶어할 수 있다. 뭔가를 빤다는 행위가 마음을 편안하게 해주기 때문이다. 모유 수유가 2주 이상 순조롭게 진행되어 어느 정도 자리를 잡았다면 유두 혼동(모유를 먹던 아기가 젖병이나 고무 젖꼭지를 사용한 후 엄마의 젖꼭지를 거부하는 현상-역주)을 걱정할 필요는 없다. 아기가 다른 방법에 더 이상 관심을 보이지 않고 계속 먹을 것을 찾는다면 정말로 배가 고픈 것이므로 먹여야 한다. 일반적으로 한 번에 많이 먹을수록 수유 간격은 길어진다. 이런 방법으로 조금씩 수유 간격을 늘려 일정을 만들어갈 수 있다.

아기가 보챈다고 해서 조금씩 자주 먹이는 습관을 들이지 않는 편이 낫다. 그렇게 하다 보면 한 번에 만족할 정도로 충분히 먹는 대신 예측할 수 없는 양상으로 자주 먹으려고 하기 때문에 엄마도 아기도 지친다. 조금씩 수유 간격을 늘려 가며 한 번에 충분한 양을 먹어야 규칙적인 수유가 가능하고 엄마도 아기도 더 행복해진다.

먹는 양상은 저마다 다르지만 모유를 먹는 경우 생후 1개월 정도 되면 대략 3시간에 한 번 먹게 되며, 한 번에 10~20분 정도 젖을 빤다. 분유를 먹는 아기라면 3~4시간에 한 번씩 먹는 것이 보통이며 한 번에 먹는 시간은 30분을 넘지 않는다.

따라서 생후 1개월까지는 조금씩 습관을 만들어간다고 생각하자. 병원에서 퇴원하여 집에 오자마자 3시간에 한 번씩 먹는 아기도 있지만, 대부분의 아기는 수유 일정을 확립하기까지 부모의 상당한 노력이 필요하다. 하지만 수유 일정을 확립하는 것은 아기를 키운다는 힘든 과업을 수행하면서 엄마가 충분히 쉬고 행복감을 느끼는 데 매우 중요하다!

얼마나 많이 먹일 것인가

아기의 연령	분유
첫 주	45~90밀리리터
1개월	60~90밀리리터
2개월	90~120밀리리터
3개월	120~180밀리리터
4개월	150~210밀리리터

아기가 모유나 분유를 충분히 먹는지 어떻게 알 수 있을까? 영양 상태를 확인하는 가장 좋은 방법은 체중이 잘 느는지 보는 것이다. 체중은 영유아 검진 때, 또는 다른 이유로 소아과를 방문할 때마다 측정하므로 잘 느는지 쉽게 알 수 있다. 일반적으로 첫 4개월 동안 아기는 하루에 15~30그램, 한 달에 1킬로그램 정도 체중이 는다. 다시 한번 강조하지만 대부분의 아기는 태어나서 처음 5일 정도는 체중이 줄고, 그 뒤로 다시 늘어나기 때문에 생후 10~14일 정도 되어야 출생 시 몸무게를 회복한다.

먹고 나서 항상 상당히 많은 양을 토한다면 너무 많이 먹이고 있을 가능성이 있다. 보통 아기들은 배가 부르면 그만 먹지만, 계속 먹는 아기도 있다. 너무 많이 먹지 않나 의심된다면 먹는 양을 줄이고, 조금 더 자주 먹여본다. 물론 조금씩 젖을 올리는 것은 정상이며, 반드시 많이 먹었기 때문은 아니다. 정확한 판단은 부모로서의 감에 의존하는 수밖에 없다!

위의 표는 아기들이 얼마나 많이 먹는지 대략 판단할 때 참고 목적으로 쓰면 좋다. 모든 아기는 다르다. 정확히 이 표대로 먹어야 한다는 뜻은 아니다.

일반적으로 아기가 적절한 양을 먹었는지는 다음과 같은 기준으로 판단한다.

- 먹고 나면 행복하고 만족한 듯이 보인다.

- 하루 여섯 번 이상 소변을 본다(생후 5일 이후).
- 수유 사이에는 푹 잠이 든다.
- 하루 15~30그램씩 체중이 는다.

　대부분의 신생아는 체중이 2.25~4.5킬로그램 사이이며, 평균은 3.4킬로그램 정도다. 생후 첫 5일간 아기는 약 100~300그램 정도 체중이 감소한다. 모유를 먹는 아기가 체중이 조금 더 감소하는 경향이 있다. 이런 체중 감소는 외부 세계에 적응하는 과정에서 정상적으로 일어나는 일이므로 전혀 걱정할 필요 없다. 이때 감소하는 체중은 대부분 물이 빠져나가기 때문이며, 대부분의 아기는 생후 14일 이내에 줄어든 체중을 회복한다. 건강하고 잘 먹는 아기는 보통 생후 4~5개월 사이에 출생 체중의 두 배가 되며, 돌이 되면 세 배가 된다.

젖을 올리는 아기

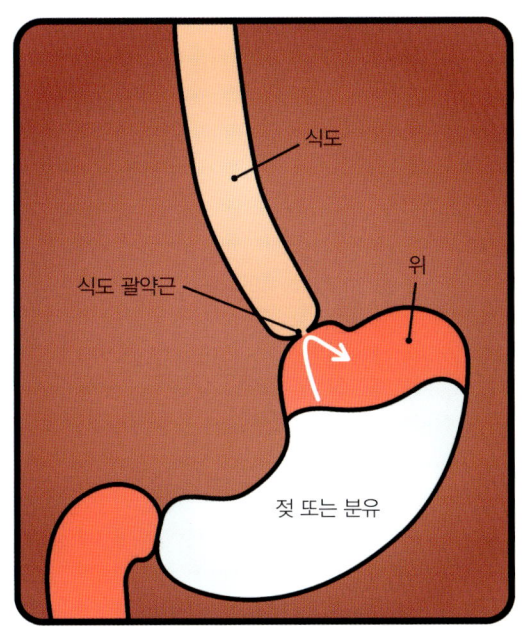 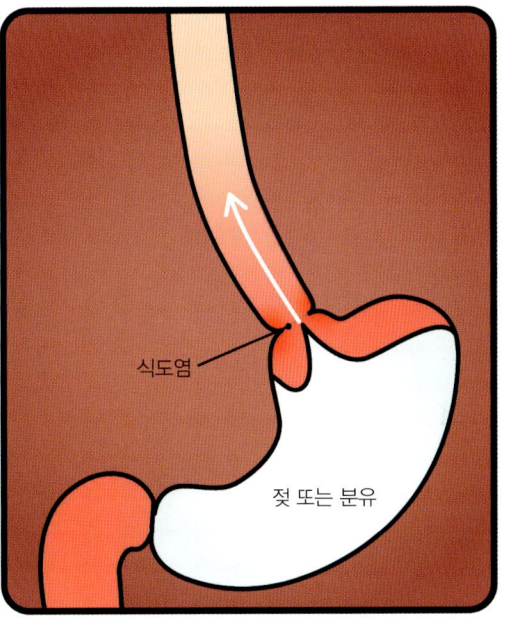

대부분의 아기에서 **젖을 올리는 것(역류)**은 의학적인 문제가 아니라 옷을 자주 빨아줘야 하는 문제에 불과하다. 젖을 왈칵 올리고도 아무렇지도 않거나 심지어 행복한 표정을 짓는 아기도 많다. 건강한 아기의 60퍼센트 이상이 거의 정기적이라고 할 정도로 자주 젖을 토하지만 약을 먹이거나 의학적인 조치를 취할 필요는 거의 없다.

건강한 아기가 왜 이렇게 자주 토할까? 소화관이 미숙하기 때문이다. 갓 태어난 아기의 위는 매우 작고, 잘 늘어나지도 않는다. 따라서 위의 용량보다 더 많은 젖을 먹으면 위가 수축하면서 과잉 섭취한 젖을 위쪽으로 밀어 올려 토하게 된다. 하지만 아기가 성숙하면서 위의 크기가 커지고, 위 자체가 더 잘 늘어나게 되어 조금 많이 먹어도 토하지 않는다.

젖을 자꾸 올리는 현상은 보통 8~12개월이면 없어지지만, 18개월이 넘어서도 자주 토하는 아기가 있다. 자주 토하면서 다음과 같은 문제가 동반된다면 의사를 만나는 것이 좋다.

- 체중이 잘 늘지 않는 경우(특히 원래의 성장곡선을 따라가지 못하고 이탈하는 경우)
- 토할 때마다 많이 보채며, 특히 등을 활처럼 구부리는 경우
- 형광처럼 보일 정도로 밝은 노란색 또는 녹색으로 토하는 경우
- 피나 대변처럼 보이는 것을 토하는 경우
- 지속적으로 뿜어내듯 심하게 토하는 경우

이런 증상이 동반되지 않는다면 크게 걱정할 필요는 없으며 약을 먹일 이유도 없다.

아기가 젖을 자꾸 토해서 불편하다면 몇 가지 방법을 써볼 수 있다. 우선 적은 양을 자주 먹인다. 분유를 먹인다면 조금 진하게 타본다. 먹은 뒤에는 물론, 반쯤 먹었을 때 트림을 시키고 다 먹은 뒤에는 20~30분 정도 눕히지 않는다. 분유를 바꾸는 것은 유단백 알레르기가 아니라면 도움이 되지 않는데, 사실 **유단백 알레르기는 그리 흔하지 않다**. 따라서 대부분의 경우 불필요하며 큰 효과를 보지 못한다.

아기가 체중이 잘 늘지 않고 젖을 올릴 때마다 많이 보챈다면 위식도역류에 사용하는 제산제가 도움이 될 수도 있다. 보통 소아과 의사는 꼼꼼하게 진찰하고 정기적으로 체중을 측정하는 것만으로 심각한 질병이 아닌지 쉽게 알 수 있다. 다시 말하지만 대부분의 경우 아기 옷을 더 자주 빨아줘야 한다는 것 외에는 큰 문제가 없다.

모유 수유

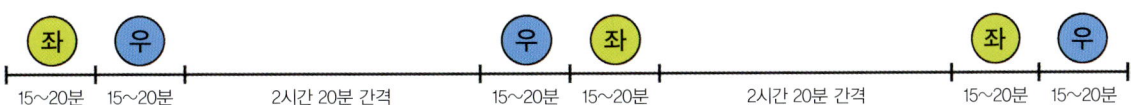

대개 생후 4일째까지는 모유가 나오지 않는다. 그때까지는 **초유**라서 해서 맑거나 연한 노란색을 띤 액체가 나오는데, 초유 속에는 영양분과 면역기능을 도와주는 성분이 풍부하게 들어 있으므로 반드시 먹이는 것이 좋다.

처음에는 아기에게 자주 젖을 빨려야 한다(24시간에 8번 이상). 하지만 모유가 돌기 시작하면 아기는 점점 많은 양을 한 번에 먹게 되므로 수유 간격이 조금씩 늘어난다. 젖을 빠는 동안 입속에서 젖이 보이거나, 목으로 젖을 넘기는 소리가 들리면 아기가 젖을 잘 먹고 있다는 사실을 알 수 있다. 대부분의 신생아가 자동적으로 몸에서 필요로 하는 양만큼 먹는다. 아기들도 생존 본능을 타고나는 것이다!

처음 2주간 모유 수유와 관련된 가장 흔한 문제는 아기가 젖을 빨다 잠들어 버리는 것이다. 부드럽게 흔들고, 트림을 시키고, 엄마가 자꾸 몸을 움직여 자극을 줘서 젖을 충분히 빨도록 해주어야 한다. 기저귀만 남기고 옷을 벗겨주면 더 잘 먹는 아기들도 있다.

하지만 부모가 최선을 다해도 먹다 잠드는 아기가 있다. 자는 것이 우선이고 엄마 젖은 다시 잠들기 위해서 간식 삼아 빠는 것처럼 보일 정도다. 일반적으로 45분 이상 젖을 빨리면 엄마가 기진맥진하게 된다. 보통 아기는 한쪽 젖을 물리면 10분 이내에 대부분의 양을 먹는다.

시간이 지나면서 아기와 엄마는 점점 모유 수유에 적응하여 효과적으로 먹을 수 있게 된다. 처음 몇 주간의 학습 기간이 필요한 것이다. 그러니 처음에 모유 수유가 잘 진행되지 않는다고 해서 실망할 필요는 없다. 정말 어렵다고 생각될지라도 몇 주만 버티자!

유두가 아플 때

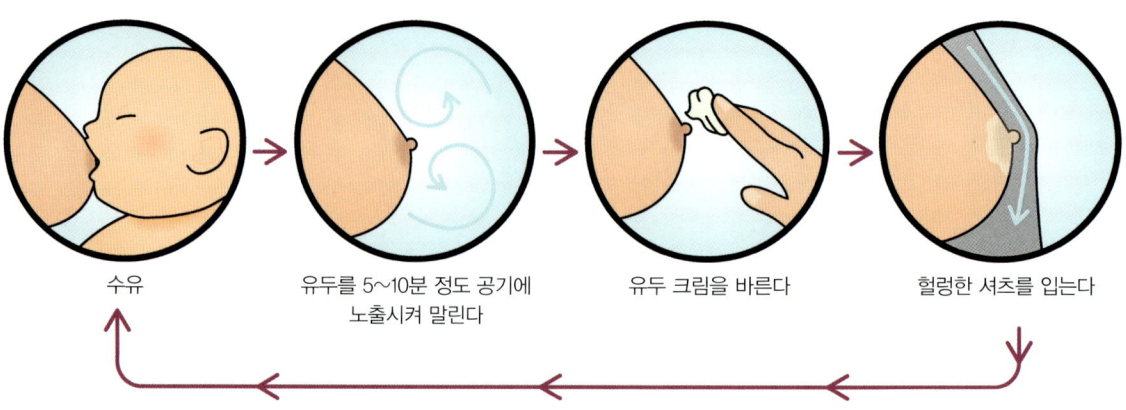

| 수유 | 유두를 5~10분 정도 공기에 노출시켜 말린다 | 유두 크림을 바른다 | 헐렁한 셔츠를 입는다 |

유두가 아픈 것은 모유 수유 중에 흔히 생기는 문제다. 필요에 따라 유두 크림(라놀린 등)과 소금물 찜질을 할 수 있다. 더 중요한 것은 수유 사이사이에 유두를 최대한 건조한 상태로 유지하는 것이다. 규칙적으로 공기에 노출시켜 말리면 더 빨리 아문다. 브라나 꼭 끼는 옷을 입은 채 자는 것은 좋지 않다. 낮에는 헐렁한 티셔츠를 입고 가급적 브라를 하지 않는 것이 좋다.

유두가 마르고 갈라지고 아플 때는 패드를 대지 않도록 주의한다. 또한 아기의 '젖물림'이 바르지 않아 유두가 아픈 것은 아닌지 확인할 필요가 있다. 모유 수유 전문가를 만나면 도움이 된다.

유두 혼동

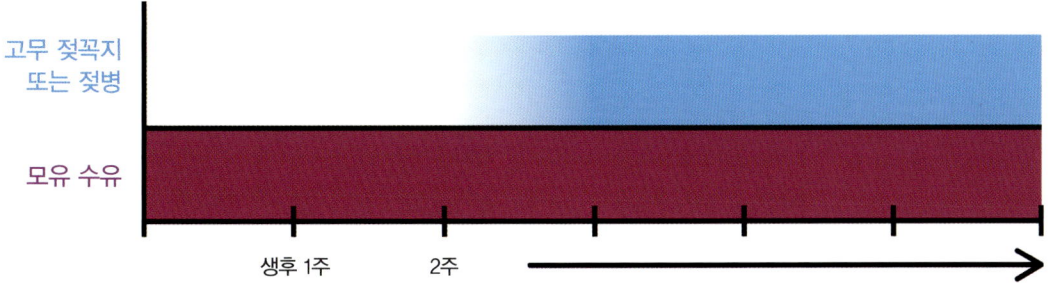

모유 수유를 선택했다면 한 번쯤 고무 젖꼭지나 젖병을 물리지 말라는 소리를 들었을 것이다. '유두 혼동'을 피하기 위해서다. 이 말은 결국 아기가 엄마의 젖꼭지보다 젖병이나 고무 젖꼭지를 더 좋아하게 된다는 뜻이다. 수많은 경험담이 있지만 **최근 연구에 따르면 유두 혼동은 그다지 걱정할 일이 아닌 것 같다.**

모유 수유의 성공률은 젖병이나 고무 젖꼭지를 사용하든 사용하지 않든 똑같은 것 같다는 뜻이다. 심지어 젖병으로 분유를 함께 먹이면 모유 수유 성공률이 더 높다는 연구도 나왔다. 어쨌든 **모유 수유에 성공하는 가장 중요한 요인은 엄마의 확고한 의지**다. 유감스럽게도 모유 수유를 원한다고 해서 모든 사람이 성공하는 것은 아니다. 그러나 문제가 생긴다면 대개 모유의 양이 문제지 유두 혼동은 문제가 되지 **않는다.**

고무 젖꼭지는 아기를 달래는 데 매우 유용한 방법이며 영아돌연사 증후군 위험을 낮추기도 한다. 또한 분유를 먹이든 모유를 짜서 먹이든 젖병을 사용하면 특정한 상황에서 훨씬 편리할 뿐 아니라 다른 사람이 수유를 도와줄 수 있어 엄마의 부담이 줄고 필요에 따라 더 많은 칼로리를 섭취시킬 수 있다.

그래도 유두 혼동이 걱정된다면 적어도 2주 이상 모유 수유가 성공적으로 진행되어 확실히 자리를 잡은 후에 고무 젖꼭지나 젖병을 사용하는 방법도 있다. 어쨌든 대부분의 아기는 인공적인 젖꼭지와 모유 수유를 병행하는 데 큰 문제가 없다.

모유의 양

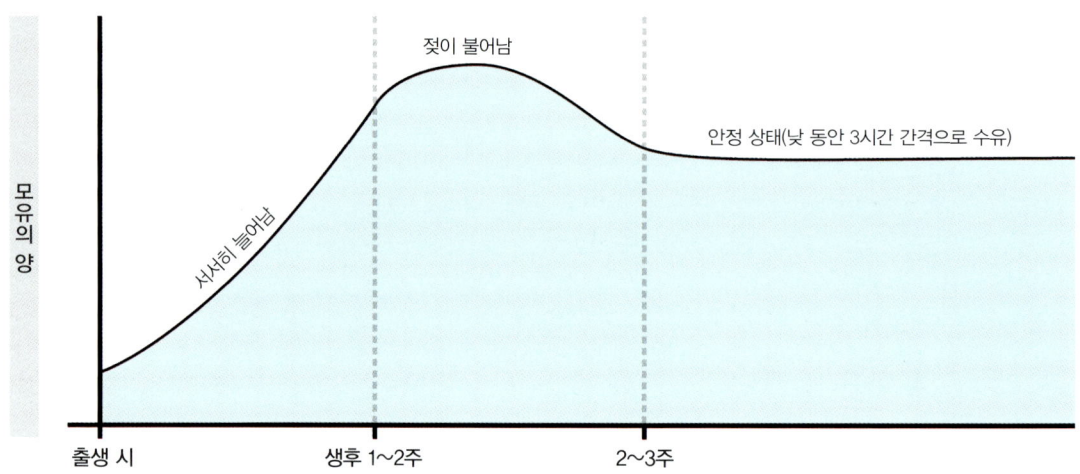

모유 수유를 할 때 가장 애타는 문제는 **모유의 양**이 적다는 것이다. 모유 수유는 소위 '쓰지 않으면 없어지는' 속성을 갖는다. 주기적(적어도 3~4시간마다)으로 젖을 완전히 비워줘야 모유의 양이 충분히 늘어나고 유지된다.

우선 아기에게 젖을 먹일 때 먼저 물리는 쪽을 매번 바꿔준다. 어떤 엄마는 안전핀을 브라에 꽂아 어느 쪽을 먼저 먹였는지 표시하기도 한다. 이렇게 하면 양쪽 젖을 균등하게 완전히 비울 수 있다.

아기가 젖을 완전히 비울 때까지 잘 빨지 못한다면 모유 펌프(유축기)를 사용해 젖을 짜 놓는 것을 고려해 본다. 아기가 충분히 성숙해서 많은 젖을 한 번에 효율적으로 먹을 수 있을 때까지 펌프를 사용해야 하는 경우도 있다. 충분한 칼로리를 공급하기 위해 젖병을 사용하여 따로 짜 놓은 모유 또는 분유를 보충해주어야 하는 것이다.

펌프로 모유를 짜주면 모유가 더 많이 생기도록 자극을 주는 효과가 있을 뿐 아니라, 다른 사람이 아기 먹이는 일을 도와줄 수도 있다. 하지만 모유 수유가 완전히 자리를 잡아 원활하게 진행될 때까지는 젖병을 쓰지 않는 편이 더 나을 수 있다(보통 생후 2주까지). 생후 2주가 되면 대부분의 아기가 모유 수유를 계속하면서도 따로 하루에 젖병 두 개 분량을 먹을 수 있다. 직접 젖을 물려 모유를 먹이든 펌프로 짠 모유를 젖병으로 먹이든 유방을 자극하고 완전히 비우지 않으면 모유의 양은 계속 줄어든다는 사실을 명심하자.

아기의 성장을 돕고, 소변량을 적절히 유지하고, 아기가 충분히 만족할 수 있도록 젖병을 사용한다고 해도 항상 모유를 먼저 먹이고 모자라는 만큼만 젖병으로 채워줘야 한다.

모유의 양이 늘기 시작하면 아기는 자연스럽게 젖병을 덜 사용하게 되어 결국 젖병을 완전히 끊을 수 있다. 하지만 모유 수유가 완벽하게 자리를 잡았다고 해도 나중에 아기가 젖병을 거부하지 않도록 때때로 젖병을 사용하는 엄마들도 있다. 젖병을 전혀 사용하지 않으면 나중에 엄마가 직장에 복귀하거나, 부부가 외출하거나, 예기치 않게 잠시 어딘가를 다녀와야 할 때 문제가 복잡해질 수 있다. 이때는 이틀에 한 번 정도 젖병으로 먹이면 충분하다.

모유 수유하는 엄마는 뭘 먹으면 좋을까?

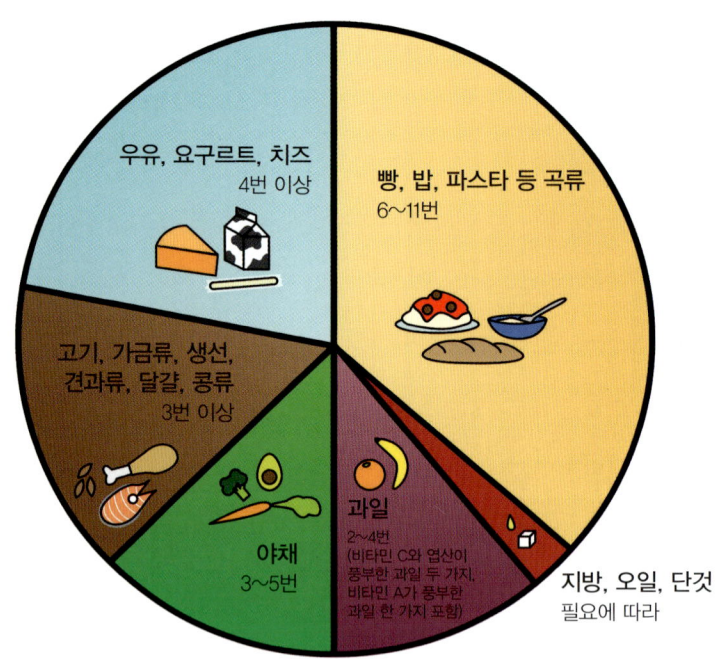

모유 수유 시 1일 식단 가이드

우유, 요구르트, 치즈	4번 이상
고기, 가금류, 생선, 견과류, 달걀, 콩류	3번 이상
야채	3~5번
과일	2~4번 (비타민 C와 엽산이 풍부한 과일 두 가지, 비타민 A가 풍부한 과일 한 가지 포함)
빵, 밥, 파스타 등 곡류	6~11번
지방, 오일, 단것	필요에 따라

▲ 위 표는 예시일 뿐이다. 실제로는 체격과 활동 정도에 따라 더 많이 먹어야 할 수도 있다.

대부분 모유 수유 중에도 임신 때와 똑같은 식단으로 충분하다. 수유 중에는 임신 전보다 **하루 약 500칼로리 정도 더 많은 양**을 균형이 잘 잡힌 식단으로 섭취해야 한다.

비타민과 미네랄 보충제보다 다양하고 균형잡힌 식단을 통해 영양소를 섭취해야 한다. 과일과 야채, 통곡식, 칼슘이 풍부한 유제품, 단백질이 풍부한 식품(고기, 생선, 콩류)을 풍부하게 섭취한다. 동시에 충분한 칼로리를 섭취하는 것도 중요하다. 엄마가 섭취하는 식품이 아기에게 해로운 영향을 미치는 경우는 매우 드물다. 토마토, 양파, 양배추, 초콜릿, 자극적인 음식을 먹으면 아기의 장 속에 가스가 많이 차고, 우유, 콩, 달걀, 견과류, 밀가루, 생선 등을 먹으면 알레르기가 잘 생긴다는 통념이 있지만 실제로 그런 일은 드물다.

출산 전에 복용했던 비타민은 그대로 복용한다. 그러나 **비타민과 미네랄 보충제가 식품을 대신하지는 못한다**. 좋다고 선전하는 보충제에 솔깃하기보다 어떻게 하면 균형 잡힌 식단을 통해 영양소를 골고루 섭취할 수 있을지 궁리하는 편이 훨씬 현명하다.

또한 수분을 많이 섭취해야 한다. 물은 하루에 6~8잔 이상 마셔야 한다. 대략 아기에게 젖을 빨릴 때 또는 펌프로 젖을 짤 때마다 한 잔씩 마신다고 생각하면 좋다. 모유를 통해 몸에서 빠져나가는 수분을 보충해야 하기 때문이다. 커피, 차, 콜라, 기타 카페인이 들어 있는 음료는 하루에 두 잔 이하로 제한한다. 카페인은 모유로 분비되므로 아기가 많이 보채거나 푹 자지 못할 수 있다.

아기가 변이 묽어지거나, 변에 피가 섞이거나, 영아산통이 심하거나, 방귀를 너무 자주 뀐다면 지난 24시간 동안 엄마가 무엇을 먹었는지 잘 생각해본다. 위에서 언급한 음식을 하나씩 식단에서 빼보고 아기의 상태에 변화가 있는지 관찰해봐야 할 수도 있다(이때는 우유와 콩을 먼저 빼본다). 엄마가 섭취한 음식이 아기에게 좋지 않은 영향을 미친다고 의심될 때는, 특히 아기의 변에 자주 피가 섞일 때는 즉시 소아과 의사를 만나 상의해야 한다.

모유 수유 시 주의해야 할 것들

알코올	섭취량	모유로 분비되는 시간
맥주	355밀리리터(1캔)	3시간
와인	150밀리리터(1/5병)	3시간
독주(40퍼센트)	45밀리리터	3시간

임신 중에는 물론, 모유 수유 중에도 **알코올을 섭취하지 않는 것이 가장 좋다.** 알코올은 쉽게 모유로 분비된다. **많은 양의 술을 마시거나, 적은 양이라도 매일 술을 마신다면 아기에게 해롭다.** 특히 조산이나 질병으로 아기가 입원해 있고 모유 수유를 한다면 아주 소량의 알코올이라도 섭취해서는 안 된다. 그렇지 않다면 때때로 맥주나 와인을 한 잔 정도 마시는 것은 대체로 안전하다고 생각한다. 단, 모유 수유를 하기 전에 충분한 시간 동안 기다려 모유로 알코올이 분비되지 않도록 해야 한다. 술을 마신 후 얼마나 지나서 모유 수유를 해야 하는지는 위의 표를 참고한다.

담배를 피워서는 안 된다. 담배를 피우면 일단 모유의 양이 줄어든다. 또한 니코틴 분해 산물이 모유를 통해 아기의 몸속으로 들어갈 수 있다. 완전히 금연하기가 어렵다면 최대한 줄이기라도 해야 한다. 꼭 담배를 피워야 할 때는 모유 수유를 하고 나서 피우도록 한다. **무엇보다 아기가 있는 방에서 절대로 담배를 피워서는 안 되며, 집안에서도 피우지 않는 것이 좋다. 담배를 피우고 들어와 다시 아기를 안을 때는 셔츠를 갈아입어야 한다.** 담배 연기는 미세한 입자로 되어 있어, 엄마의 옷에 배어든 입자를 아기가 호흡하면 아기에게 해롭기 때문이다. 이렇게 아기의 몸속으로 들어간 담배 연기는 자라면서 천식, 알레르기, 중이염 등을 일으키거나, 나중에 어른이 된 후에 암을 유발할 수 있다.

모유를 짜서 보관할 때

환경		모유를 안전하게 보관할 수 있는 시간	
		갓 짜낸 모유	냉동했다 해동시킨 모유
환경	실온	4시간	3시간
	냉장고	4~7일	3시간
	냉동실 (냉장고 내부의 냉동실)	2주	3시간
	냉동실 (냉장실과 별도로 문이 달린 냉동실)	3~4개월	3시간
	별도의 급속 냉동고	6개월 이상	3시간

60~120밀리리터씩, 또는 대략 아기가 한두 번에 먹을 만큼 나누어 모유를 보관하면 효율적일 뿐 아니라 아까운 모유를 버리지 않을 수 있다. 냉동하는 것보다 냉장하는 것이 감염을 막아주는 특성이 잘 보존되어 좋지만, 필요하다면 냉동하는 것도 주저할 것은 없다. 이미 얼렸던 모유에 새로운 모유를 더해 같은 용기 속에 넣고 다시 냉동하려면 갓 짜낸 모유를 합치기 전에 냉장실에 넣어 차갑게 하는 것이 좋다. 갓 짜낸 모유와 냉동했다가 해동한 모유는 위의 표에 적힌 시간 내에 모두 사용해야 한다.

모유를 해동하거나 데울 때는 전자레인지를 쓰지 않는 것이 좋다. 모유 속에 들어 있는 단백질이 변성되어 이로운 기능이 없어질 수 있기 때문이다. 또한 전자레인지를 사용하면 골고루 데워지지 않고, 일부만 너무 뜨겁게 데워져 아기가 입에 화상을 입을 염려도 있다. 냉동 또는 냉장한 모유를 데울 때는 뜨거운 물 속에 담가 중탕하는 것이 좋으며, 아기에게 먹이기 전에 반드시 온도를 확인해야 한다.

모유 수유를 하면서 약을 먹어도 될까?

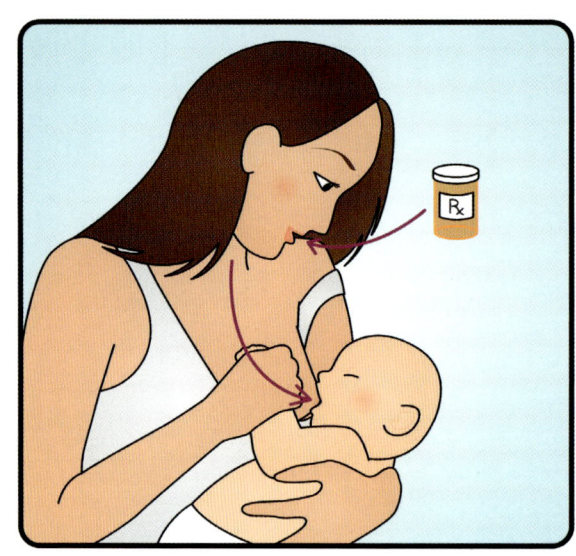

엄마가 먹는 **약**은 모유를 통해 아기의 몸속으로 들어갈 수 있다. 처방약이든, 처방없이 살 수 있는 일반약이든 마찬가지다. 모유 수유 시 가장 문제가 되는 약은 수면을 위해 복용하는 진정제, 신경안정제, 기분조절제, 일부 항생제, 항결핵제, 항암제, 항경련제 등이다.

처방전 없이 살 수 있는 일반약은 권장 용량을 복용하는 경우 거의 항상 안전하다. 하지만 함께 복용해도 좋은 약이라도 항상 아기에게 모유를 먹인 직후에 복용하는 것이 좋다. 이렇게 하면 약물이 다음번 수유 전에 몇 시간 동안 엄마의 몸속에서 대사되므로 모유를 통해 아기에게 넘어가는 양을 최소화할 수 있다.

모유 수유를 하면서 약을 복용해도 안전한지 걱정이 된다면 항상 소아과 의사를 만나 상의해야 한다. 토머스 헤일Thomas W. Hale의 《약물과 모유Medications and a Mother's Milk》라는 책은 이 방면의 고전으로 구할 수 있다면 참고해도 좋다.

분유 먹이기

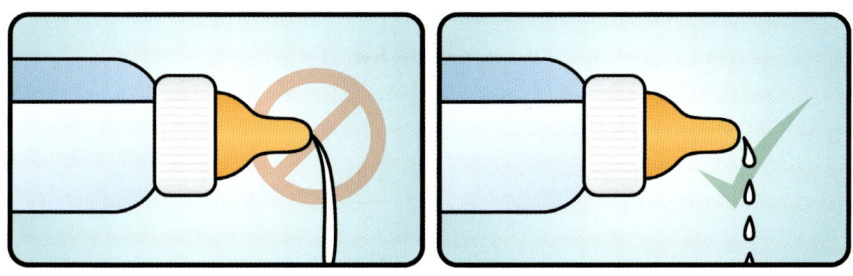

생후 첫 9~12개월 동안은 유아용 분유 또는 모유가 **젖병으로 아기에게 먹이는 유일한 음식**이어야 한다. 갓 태어나 병원에서 집으로 온 아기는 한 번에 45~90밀리리터 정도를 먹는다. 빠른 속도로 젖병을 완전히 비우기 시작한다면 조금씩 먹이는 양을 늘려도 좋다.

갓난아기를 키울 때는 청결이 가장 중요하다. 입으로 들어가는 것이라면 두말할 필요도 없다. 분유통, 젖병, 고무 젖꼭지, 그 밖의 기구들을 항상 깨끗하게 관리하여 병원체가 아기 몸속으로 들어가지 않도록 주의해야 한다. 모든 것을 뜨거운 물과 비누로 철저히 씻은 후 다시 한번 뜨거운 물을 사용하여 헹군다. 완전 멸균 상태를 유지해야 한다는 뜻은 아니다. 대체적으로 부모에게 안전하다면 아기에게도 안전하다.

분유를 타기 전에는 물과 비누로 손을 깨끗이 씻어야 한다. 먹이고 나면 젖병과 젖꼭지를 찬물로 씻어놓는다. 젖병에 남은 분유나 모유가 얇은 막을 형성하기 전에 대충이라도 헹궈놓으면 나중에 제대로 닦을 때 훨씬 편하다. 분유를 탈 때 멸균된 물을 사용할 필요는 없다. 위에서 말했듯이 부모가 마셔서 안전한 물이라면 아기가 마셔도 안전하다.

젖꼭지의 구멍은 우유가 한방울씩 똑똑 떨어질 정도면 적당하다. 젖병을 기울여보아 **한방울씩 떨어지지 않고 줄기가 형성된다면 젖꼭지를 버려야 한다.** 반면 분유가 너무 천천히 나온다면 바늘이나 이쑤시개 등으로 젖꼭지 끝의 구멍을 조심스럽게 넓혀준다.

아기를 먹일 때는 분유가 젖꼭지를 가득 채울 정도로 젖병을 기울여야 한다. 그래야 너무 많은 공기를 삼키지 않는다. 공기를 너무 많이 삼키면 헛배가 부르고 나중에 장내 가스가 너무 많이 생겨 거북할 수 있다.

분유를 실온 또는 심지어 차갑게 먹이는 것은 아무런 문제가 되지 않는다. 체온 정도로 데우는 것은 문화적 선호일 뿐 건강과는 관련이 없다. 앞에서 말했듯 분유를 전자레인지에 데워서는 안 된다. 젖병을 따뜻한 물에 담가 중탕시키는 것이 가장 좋은 방법이다.

청결을 유지하는 것은 중요하지만 젖병을 따뜻하게 데워주는 기계, '신생아용'이라고 선전하는 물, 지나치게 비싼 젖병을 살 필요는 전혀 없다. 그저 상식적인 지침을 잘 지키기만 해도 아기는 아무 문제없이 건강하게 자란다.

분유는 어떤 걸 먹여야 하나?

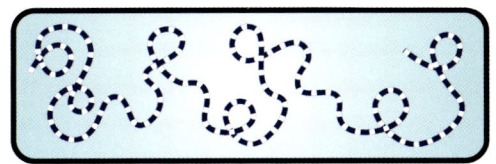

생우유 또는 일반 분유에 들어 있는 단백질

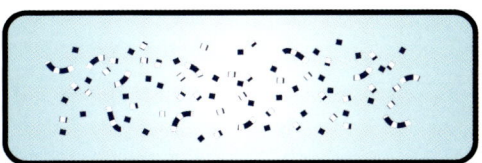

가수분해 분유 속의 단백질 분절

모유 수유가 모든 가족에게 맞는 것은 아니다. 분유가 훨씬 편리하고 효과적인 대안인 가족도 많다. 하지만 어떤 분유를 사야 할까?

사실 분유를 잘못 고르기가 오히려 어렵다. 판매 중인 모든 분유는 일정한 영양 기준을 만족시켜야 한다. 분유의 종류가 그토록 많은 이유는 치열한 마케팅 때문이다. 어떤 분유를 골라도 아기는 문제없이 잘 자란다. 따라서 너무 비싼 분유에 돈을 쓸 필요는 없다.

시판되는 분유는 **우유로 만든 분유, 대두(콩)로 만든 분유, 단백질 가수분해 분유**(쉽게 소화되도록 단백질을 분해해 놓은 분유) 등 크게 세 가지로 나눈다. 대부분의 아기가 우유로 만든 분유를 먹는다. 단백질 가수분해 분유는 일시적인 유단백 알레르기(대개 대변에 피가 섞인다)를 겪는 소수의 아기에게 필요하다. 우유에 알레르기가 있는 아기는 두유에도 알레르기가 있는 수가 많으므로 의학적으로 콩으로 만든 분유를 먹일 이유는 별로 없다.

불포화지방산인 DHA와 아라키돈산 강화 분유, 프리바이오틱스와 프로바이오틱스를 강화시킨 분유도 있다. 이런 물질이 아기의 건강에 이로울 가능성이 아예 없다고 할 수는 없지만, 수많은 연구에도 불구하고 일관성 있는 결과가 나온 적은 없다. 역류나 유당 불내성, 심지어 보채는 데 도움이 된다는 분유도 있지만 과학적 데이터는 빈약한 편이다.

분유를 몇 번 바꾼 후에 드디어 아기에게 맞는 분유를 찾았다고 기뻐하는 부모도 있다. 대개는 맞는 분유를 찾았다기보다 그 사이에 아기가 자라면서 장이 성숙해졌기 때문에 문제가 해결된 것이다. '그깟 분유 값'이라고 생각할지 모르지만 아기가 커가면서 점점 많이 먹게 되면 결코 작은 비용이 아니다. 큰 차이가 있다면 모를까, 건강상 이점이 거의 없으므로 굳이 비싼 분유를 먹일 필요는 없다. 어떤 분유가 가장 좋은지 고민이 된다면 항상 소아과 의사와 상의하자.

유단백 알레르기

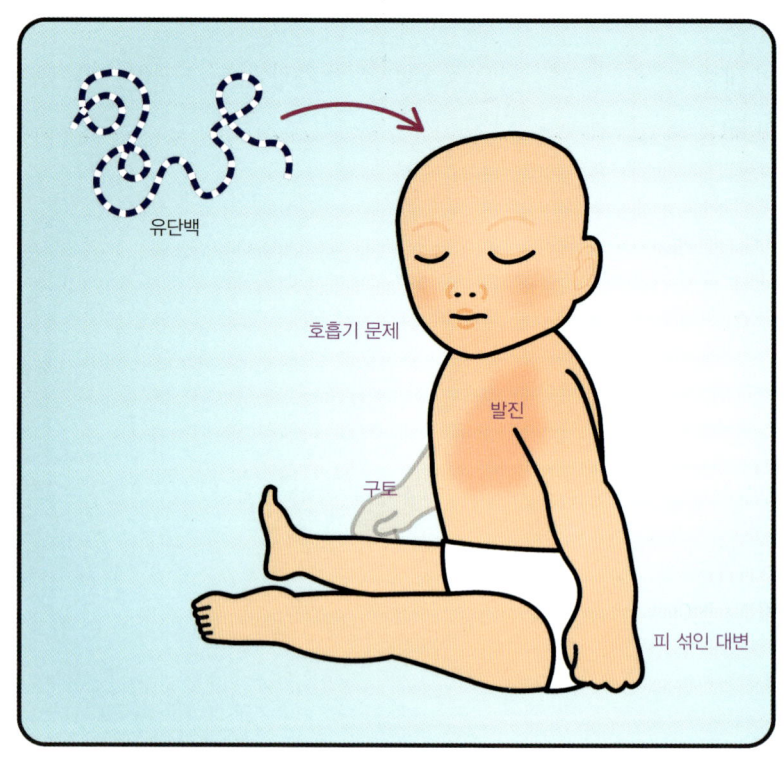

유단백(우유 단백질) 알레르기는 상당히 혼란스러운 문제다. 아기의 신체는 여러 가지 이유로 우유 단백질에 좋지 않은 반응을 보일 수 있다. 유단백 알레르기가 있으면 호흡기 문제, 구토, 심한 발진 등이 생길 수 있지만, 사실 이렇게 심한 알레르기 증상이 한꺼번에 나타나는 일은 매우 드물다. 가장 흔한 증상은 대변에 피가 섞여 나오는 것이며, 이때 아기가 보챌 수도 있지만 보채지 않는 경우도 많다.

우유 단백질은 위장관 점막을 자극할 수 있는데, 보통 항문에서 가장 가까운 위장관이 영향을 받는다. 달걀이나 콩 같은 식품도 장 점막을 자극할 수 있지만, 가장 흔히 문제가 되는 식품은 역시 우유다. 우유와 콩과 달걀의 단백질은 모유를 통해 분비되므로 **위장관 알레르기는 모유를 먹는 아기와 분유를 먹는 아기에서 거의 같은 빈도로 발생한다.**

생후 2~8주 사이에 대변에 피가 섞이는 아기가 생기기 시작한다. 많이 보채기도 한다. 모유를 먹인다면 엄마가 유제품과 가능하다면 콩으로 만든 식품까지(두 가지 단백질이 교차반응을 일으키는 경우가 많다) 당분간 피해야 할 수도 있다. 그래도 문제가 해결되지 않으면 엄마가 먹는 음식에서 달걀까지 빼본다.

분유를 먹는 아기라면 **단백질 가수분해** 분유로 바꾸면 문제가 해결된다. 단백질 가수분해 분유는 아기가 쉽게 소화시킬 수 있도록 분유 속의 단백질을 분해시켜 놓은 것으로 위장관을 자극하지 않는다. 앞에서 말했듯이 우유와 콩의 단백질은 서로 교차 반응을 일으킬 수 있으므로 콩으로 만든 분유를 사용해서는 안 된다.

유단백 알레르기가 맞다면 이런 방법으로 대개 3일 이내에 증상이 좋아진다. 유단백 알레르기로 인해 피 섞인 대변을 보았다고 해도 약 반수는 6개월 정도 되면 우유를 먹여도 별 문제가 없으며, 거의 모든 아기가 돌이 되기 전에 우유를 잘 견디게 된다. 아기에게 언제 다시 우유를 먹일 것인지는 소아과 의사와 상의한다.

고형식(이유식)으로 옮겨가기

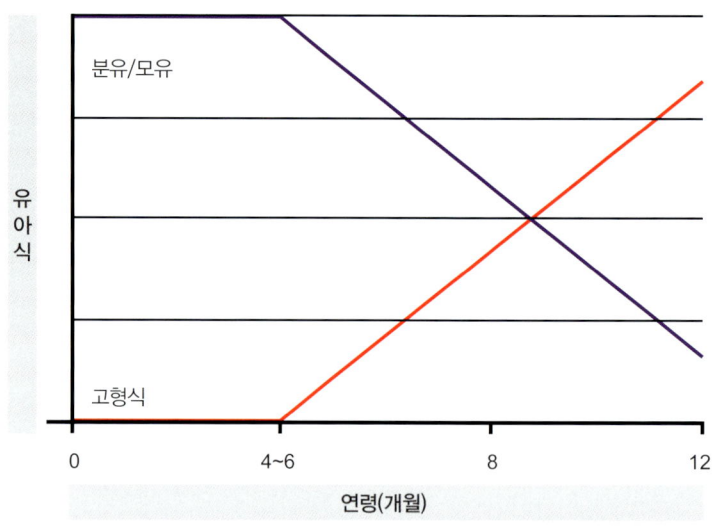

위 도표는 보조식에 관한 2001년 세계보건기구(WHO) 보고서를 근거로 했다.

아기는 주로 모유나 분유를 먹으므로 돌이 지나도 모유나 분유를 먹어야 한다고 생각하는 부모들이 많다. 모유나 분유는 처음 몇 개월간 절대적으로 중요한 식품이지만 일단 아기가 **고형식**을 먹기 시작하면 젖(모유, 분유, 생우유)의 가치는 금방 떨어진다. 사실 인간과 동물이 젖을 생산하는 주목적은 갓 태어난 자식이 고형식을 먹을 수 있을 때까지 영양소를 쉽게 섭취할 수 있도록 하는 것이다. 고형식은 젖보다 훨씬 다양하고 풍부한 영양을 공급해준다. 물론 우유는 비타민 D와 칼슘이 풍부하지만, 우유를 먹지 않아도 비타민 D는 햇빛, 칼슘은 고기나 채소, 콩, 견과류 등 다양한 고형 식품을 통해 쉽게 섭취할 수 있다.

돌이 되면 고형식이 아기의 주된 영양 공급원이 되어야 한다. 이상적인 상태라면 아기는 모든 식품군이 골고루 들어 있는 균형 잡힌 식단을 섭취해야 한다. 따라서 돌이 되면 우유를 작은 우유팩(200밀리리터) 기준으로 세 개 이상 섭취해서는 안 되며, 균형 잡힌 식사를 하는 한 우유를 전혀 먹지 않아도 큰 문제는 없다.

고형식은 아기가 4~6개월이 되면 시작할 수 있다. 쌀죽에서 시작하여 과일이나 채소를 추가하고,

마지막으로 고기를 먹이는 것이 전통적인 방법이다. 하지만 많은 전문가들이 그 순서를 거꾸로 하라고 권고한다. 고기야말로 비타민과 미네랄이 가장 풍부하며, 쌀죽은 영양학적으로 가장 단순한 음식이기 때문이다. **사실 순서는 그리 중요하지 않다.** 중요한 것은 늦어도 8~9개월까지는 아기가 모든 식품군을 골고루 섭취해야 한다는 점이며, 그 시기는 빠를수록 좋다.

과거에는 식품 알레르기를 염려하여 아기에게 고형식을 먹일 때 매우 조심스럽게 접근했다. 3일 간격으로 한 가지씩 새로운 식품을 추가한 후 아기의 반응을 관찰하고, 땅콩이나 달걀 등의 식품은 생후 몇 년이 지난 뒤에야 먹이라고 했다. 최근 데이터에 따르면 이런 생각은 전혀 옳지 않다. 이제 다양한 식품, 특히 알레르기를 잘 일으키는 식품을 일찍 먹기 시작하는 것이 이로우며, 향후 식품 알레르기 위험을 낮추는 데도 도움이 된다는 것이 정설이다. 보툴리눔 식중독을 일으킬 수 있는 꿀만 빼고는 어떤 식품이든 아기에게 먹여도 안전하다. 단, 고형식이 아기의 목에 걸려 질식하지 않도록 부모가 신경을 써주어야 한다.

"3일 간격으로 한 가지씩 새로운 식품을 추가하는 원칙"에 대해 좀더 알아보자. 이런 원칙은 알레르기를 일으키는 식품이 무엇인지 찾아내려고 할 때는 도움이 될 수 있지만 아기에게 고형식을 먹이기 시작할 때 꼭 지켜야 하는 것은 아니다. 사실 정말로 식품 알레르기가 의심된다면 다양한 검사를 통해 원인을 밝혀내므로 현재는 굳이 이런 방법을 쓰지 않는다. 고형식을 도입할 때 이런 방식을 쓴다면 너무 조심스럽고 성가셔서 빨리 진행되지 않는 단점도 있다. **보다 적극적으로 한 번에 새로운 음식을 몇 가지씩 추가해도 전혀 문제가 없다. 오히려 고형식을 진행하기가 훨씬 쉽고 편리하다.**

슈퍼마켓에 가면 온갖 이유식이며 유아식이 나와 있지만 부모가 먹는 부드러운 음식을 아기가 먹을 수 있도록 작게 잘라주어도 문제없다. 아기가 잘 씹을 수만 있다면 파스타, 구운 감자, 연한 고기, 쪄서 조리한 야채가 모두 안전하고 영양가가 높으며 맛도 좋다. **일찍부터 다양한 음식에 맛을 들일수록 크면서 까다롭게 음식을 가리지 않고 뭐든지 잘 먹게 된다!**

그러니 긴장을 풀고 식탁에 아기를 앉힌 후 먹는 것을 조금씩 나눠주자. 어쩌면 아기는 벌써부터 엄마 아빠가 먹는 모습을 보고 자기 몫은 어디 있는지 궁금해하고 있을지 모른다! 손을 깨끗이 씻고 엄지와 검지로 음식을 으깨어 부드럽게 만들어 주면 아기는 충분히 씹어서 삼킬 수 있다. 이 대신 잇몸이라는 말도 있지만, 아기는 이가 없어도 잇몸으로 생각보다 훨씬 많은 음식을 처리한다! 아기가 진짜 음식을 빨리 먹기 시작할수록 부모의 삶도 더 편해진다. 음식을 한 번만 조리해도 되기 때문에 궁극적으로 부모에게 영양가 있는 것은 아기에게도 훌륭한 식품이다.

그렇다면 고형식을 도입한 후에는 먹는 시간을 어떻게 조절해야 할까? 따로 정해진 원칙은 없다. 하지만 너무 막연하게 느껴질 테니 한 가지 예를 들어본다. 우선 아기가 먹는 시간 중에서 아무 때나 한 번을 선택한다. 부모가 아침을 먹는 시간과 가장 가까운 수유 시간을 선택해보자. 분유나 모유를 주기 전에 아기가 원하는 만큼 고형식을 먹인다. 더 이상 고형식을 먹지 않으면 모유나 분유를 줘본다. 이렇게 어느 정도 익숙해지면 또 다른 수유 시간을 선택하여 같은 방법으로 먹인다. 두 번째까지 성공하면 금방 세 번째로 진행될 것이다. 너무 쉽지 않은가!

몇 가지 지켜야 할 원칙은 이렇다.

1. **부모는 음식의 질에만 신경 쓰면 된다. 음식의 양은 아기 스스로 결정하도록 한다.** 조바심 낼 것 없다. 아기는 배고프면 먹고, 배가 부르면 먹기를 그친다!
2. **균형 잡힌 식단을 제공하되 일주일 단위로 생각한다.** 매일 또는 매끼 영양소가 완벽하게 균형 잡힌 식사를 줄 필요는 없다. 일주일 단위로 생각하면 훨씬 편하다. 영양학적으로도 문제가 없다. 어차피 모두 아기의 몸속으로 들어간다!
3. **아기는 성장하는 데 따라 먹게 되어 있다. 그 반대로 생각해서는 안 된다.** 아기의 성장은 호르몬에 의해 결정된다. 식욕은 거기에 맞춰 변하게 되어 있다. 다시 한번 강조하지만 아기에게 맡겨라!

이상적으로 아기는 하루에 세 번 고형식을 먹어야 하며, 8~9개월이 되면 모든 식품군을 골고루 섭취해야 한다. 그리고 돌이 되면 기본적으로 부모와 똑같은 음식을 먹어야 한다. 요점은 보다 자유롭게 고형식을 주라는 것이다. 다양한 음식을 먹이면서 아기와 함께 즐거운 시간을 보내기 바란다!

질식 위험

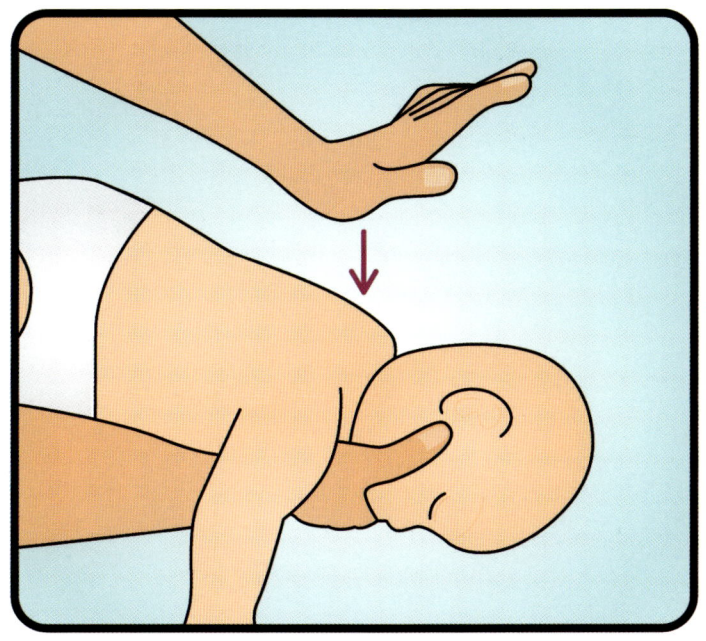

아기를 아래팔 위에 엎드린 자세로 올려 놓고, 손바닥으로 등을 빠르고 세게 다섯 번 두드린다.

아기가 고형식을 먹기 시작하면 **질식할 위험**에 항상 신경을 써야 한다. **원통 모양으로 기도 크기와 비슷하며, 누르면 압축되는 식품이 질식 가능성이 가장 높다.** 잘못 넘어가면 기도 안에 꼭 끼어 완전히 막아버릴 수 있기 때문이다.

질식 위험이 가장 높은 10가지 식품은 다음과 같다.

1. 소시지(핫도그)
2. 땅콩
3. 당근

4. 사과
5. 사탕
6. 고기
7. 팝콘
8. 해바라기씨
9. 가시를 제거하지 않은 생선
10. 뼈를 제거하지 않은 치킨

물론 이런 식품을 완전히 피하면 좋지만 현실적으로는 매우 어렵다. 따라서 아기에게 이런 식품을 줄 때는 부모가 특별히 주의를 기울이고, 다음 몇 가지 원칙을 지킬 필요가 있다.

소시지나 그 비슷한 음식을 먹일 때는 우선 길이 방향으로 길게 자른 후 다시 적당한 크기로 잘라서 준다. 동전 모양으로 자르면 위험할 수 있다. 포도 같은 식품은 아기의 기도보다 더 작게 잘라서 준다. 마지막으로 단 것을 줄 때는 구슬 모양으로 입에 쏙 들어가는 것은 피한다. 막대가 달린 납작한 사탕이 훨씬 안전하다. **또한 아기를 키우는 부모는 만일의 사태에 대비하여 심폐소생술 교육을 받아두면 좋다.**

이것만은 기억합시다

- ✓ 돌이 될 때까지 아기에게 가장 좋은 음식은 모유다. 그러나 분유 또한 뛰어난 대용품이므로 분유를 먹인다고 해서 죄책감을 느끼거나 불안해할 필요는 없다.
- ✓ 처음 몇 주 동안은 아기가 출생 시 몸무게를 회복할 때까지 원하는 대로 먹이는 것이 가장 좋은 방법이다.
- ✓ 출생 시 몸무게를 회복하면 일정한 수유 시간을 정해 먹이는 것이 좋다. 그렇게 하면 부모의 피로와 스트레스를 줄이는 데도 도움이 된다.
- ✓ 아기는 낮 동안에 먹고 밤에는 자도록 훈련시켜야 한다.
- ✓ 잘 먹는 아기는 하루에 15~30그램 정도 체중이 는다.
- ✓ 건강한 아기의 60퍼센트 이상이 자주 젖을 토하지만 몸무게가 잘 늘고 아주 심하게 보채지만 않으면 걱정할 필요는 없다.
- ✓ 부모는 아기가 먹는 음식의 질에 신경 쓰고 먹는 양은 아기에게 맡기는 것이 좋다.
- ✓ 모유 수유는 처음 몇 주 동안 상당히 힘들 수도 있지만 점점 쉬워진다.
- ✓ 모유 수유 중에는 젖꼭지가 헐고 아플 수 있다. 젖꼭지를 공기 중에 노출시켜 충분히 말린 후 보습 크림을 발라 주면 도움이 된다.
- ✓ 유두 혼동은 그리 흔한 현상이 아니다. 아기를 달래기 위해 고무 젖꼭지를 사용해도 큰 문제가 없으며, 때때로 젖병을 사용하면 오히려 엄마의 부담이 줄어든다.
- ✓ 모유는 소위 '쓰지 않으면 없어지는' 속성을 갖는다. 모유의 양이 적어서 문제라면 펌프를 사용해 젖을 짜 놓는 것이 모유의 양을 늘리는 데 도움이 될 수 있다.
- ✓ 일반적으로 엄마는 모유 수유 중에도 임신 때와 똑같은 식단을 섭취하면 충분하다.
- ✓ 모유 수유를 하는 엄마는 담배를 피워서는 안 되며, 알코올 섭취에 주의해야 한다.
- ✓ 모유를 짜서 보관할 때는 '4의 법칙'을 기억하자. 즉, 실온에서 4시간, 냉장고에서는 4일, 냉동고에서는 4개월간 보관할 수 있다.

- 모유 수유를 할 때 엄마가 복용하는 약 중 가장 흔히 문제가 되는 것은 수면을 위해 복용하는 진정제, 신경안정제, 기분조절제, 일부 항생제, 항결핵제, 항암제, 항경련제 등이다. 그 밖의 약은 대부분 안전하지만 소아과 의사에게 확인하는 것이 가장 좋다.
- 젖병으로 분유나 모유를 먹일 때 전자레인지에 데워서는 안 된다. 전자레인지를 사용하면 일부만 너무 뜨겁게 데워져 아기가 입에 화상을 입을 염려가 있다.
- 젖병을 데우거나 씻을 때 수많은 주의사항이 있지만 대부분 불필요하다. 몇 가지 상식적인 주의만 기울인다면 아기는 아무 문제없이 잘 자란다.
- 시판되는 모든 분유는 일정한 영양 기준을 만족시키므로 온갖 기능이 추가되었다고 선전하는 최신 분유와 저렴한 분유의 차이는 거의 없다고 봐도 된다.
- 대변에 피가 섞이지 않는다면 유단백 알레르기라고 생각하기 어렵다. 이때 아기가 보챌 수도 있지만 보채지 않는 경우도 많다. 유단백 알레르기로 인해 피 섞인 대변을 보는 아기 중 약 반수는 6개월 정도 되면 우유를 먹여도 별 문제가 없으며, 거의 모든 아기가 돌이 되기 전에 우유를 잘 견디게 된다.
- 균형 잡힌 식단은 일주일 단위로 생각하면 된다. 매일 또는 매 끼니마다 영양소가 완벽하게 균형 잡힌 식사를 주려고 할 필요는 없다.
- 아기는 성장하는 데 따라 먹는 것이지, 어떻게 먹느냐에 따라 성장하는 것이 아니다. 성장은 호르몬에 의해 결정되며, 식욕은 거기에 맞춰 변한다. 아기에게 맡겨라!
- 이상적으로 8~9개월이 되면 아기는 하루 세 번, 모든 식품군이 포함된 고형식을 먹어야 한다. 돌이 되면 기본적으로 부모와 똑같은 음식을 먹어야 한다.
- 원통 모양으로 기도 크기와 비슷하며 누르면 압축되는 식품이 질식 가능성이 가장 높다. 잘못 넘어가면 기도 안에 꼭 끼어 완전히 막아버릴 수 있기 때문이다.

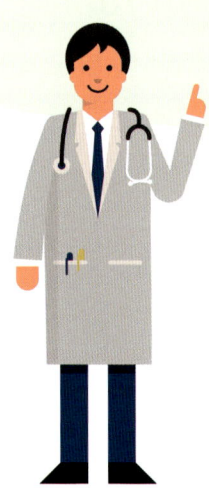

GOING OUT

· 제10장 ·

밖에 나가보자

먹이고 재우는 일이 어느 정도 자리를 잡으면 당연히 아기를 데리고 밖에 나가고 싶어진다. 이때 초보 부모는 다시 한번 스트레스를 받는다. 자외선 차단제를 발라야 할까? 모기에게 물리면 어떻게 해야 하나? 걱정할 것 없다. 몇 가지 일반적인 원칙에 따르면 주변 환경에서 생기는 문제에 손쉽게 대처할 수 있다.

모기 퇴치제

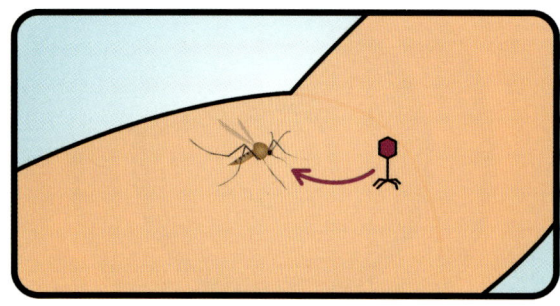

모기가 바이러스에 감염된 성인을 물어
바이러스가 모기의 몸속으로 들어감.

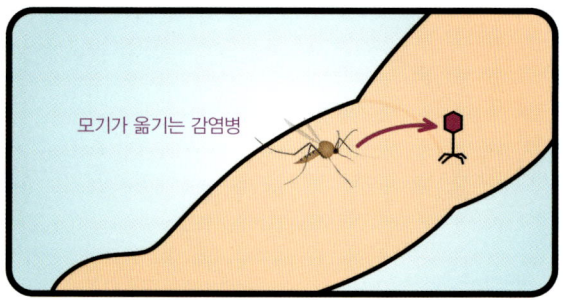

모기가 다시 아기를 물어 바이러스 감염을 옮김.

모기는 성가실 뿐 아니라, 실제로 많은 병을 옮기는 매개체다. 따라서 **모기 퇴치제**를 이용하여 아기가 물리지 않도록 해주는 것이 중요하다.

모기 퇴치제를 사용할 때 일반적인 원칙은 다음과 같다.

- 2개월 미만의 영아에게 모기 퇴치제를 사용해서는 안 된다.
- 베이거나 상처난 곳에는 바르지 않는다.
- 아기의 손, 눈 주변, 입 주변에는 바르지 않는다.
- 얼굴에 바를 때는 퇴치제를 어른의 손에 먼저 바른 후 손으로 아기의 얼굴에 발라주는 것이 좋다.
- 옷 속에는 바르지 않는다.
- 아기의 팔다리를 보호하기 위해 밝은 색깔 옷을 입히는 것이 좋다.
- 너무 많이 바르지 않는다. 노출된 피부와 옷을 보호할 정도만 바르면 충분하다.
- DEET(10~30퍼센트 농도)를 함유한 퇴치제는 유아에게 사용해도 안전하다. 10퍼센트 DEET는 보호 효과가 최대 2시간, 30퍼센트 DEET는 6시간까지 지속된다.
- 피카르딘picardin은 효과적인 합성물질로 역시 최대 2시간 동안 보호 효과를 제공한다.

- 레몬 유칼립투스 오일은 효과적인 식물성 해충 퇴치제로 보호 효과가 최대 90분 동안 지속된다. 하지만 피부 발진을 일으킬 수 있으므로 3세 미만 어린이에게 사용해서는 안 된다.
- 필요하다면 아기 잠자리, 유모차, 카시트 위에 모기장을 치는 것이 효과적이다.
- 집에 돌아오면 퇴치제를 바른 부위를 비누와 물로 깨끗이 씻어내야 한다.

모기는 번식을 위해 고여 있는 물이 필요하다. 따라서 모기를 피하려면 집 주변에 물이 고여 있는 곳이 없도록 하는 것이 중요하다. 다음과 같은 곳을 적어도 일주일에 한 번씩 점검하여 물이 고여 있지 않도록 해보자.

- 정원용 새 물통
- 화분 받침대
- 홈통 주변
- 꽃병
- 애완동물용 물통

자외선 차단제(썬크림)

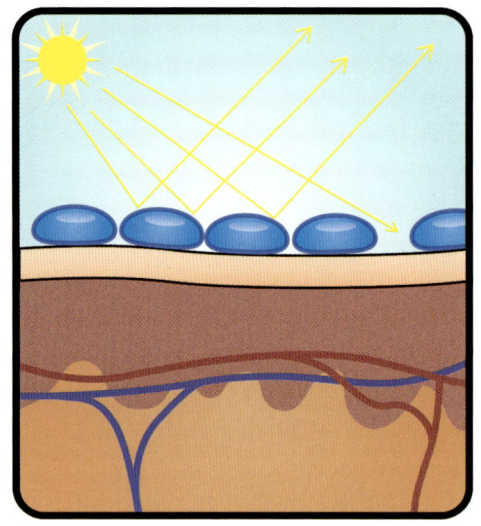
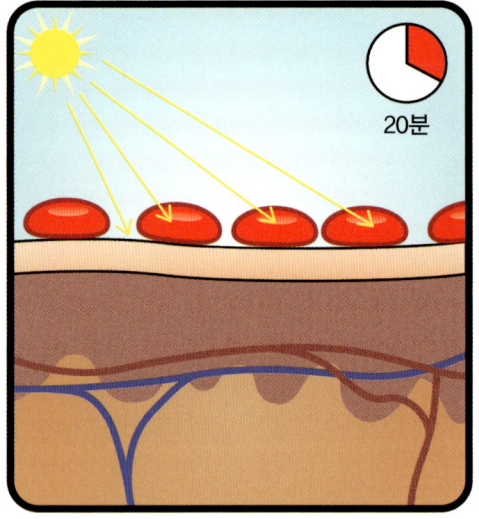

물리적 자외선 차단제는 빛을 반사한다.   화학적 자외선 차단제는 빛을 흡수한다.

자외선 차단제는 건강에 해로운 자외선을 차단하거나 흡수하여 효과를 나타낸다. **물리적 자외선 차단제(무기화합물)**는 자외선을 차단하고, **화학적 자외선 차단제(유기화합물)**는 자외선을 흡수한다.

물리적 자외선 차단제 속에는 산화 아연이나 산화 티타늄이 들어 있으며 자외선을 반사하거나 산란시킨다. 보통 피부에 발랐을 때 더 두텁고 끈적거린다. 화학적 자외선 차단제는 복잡한 유기화합물이 들어 있으며 자외선을 흡수한 후 화학 반응을 일으켜 그 에너지를 열로 발산한다. 물리적 자외선 차단제는 즉시 효과를 발휘하지만, 화학적 자외선 차단제는 햇빛에 나가기 20분 전에 발라야 제대로 효과가 나타난다.

두 가지 자외선 차단제는 모두 효과가 뛰어나다. 시판 제품 중에는 물리적 차단제와 화학적 차단제 성분을 모두 포함한 것도 있다. 어느 쪽이든 피부 반응을 일으킬 수 있으나, 화학적 차단제가 더 자주 문제가 된다. 자신의 피부에 맞는 자외선 차단제를 찾으려면 여러 가지 제품을 시도해 보는 수밖에 없다.

자외선 차단제를 사용하는 일반적인 원칙은 다음과 같다.

- 장파장 자외선$_{UVA}$과 중파장 자외선$_{UVB}$을 모두 차단하는 제품을 사용한다. 햇빛을 쬐기 20분 전에 바르는 것이 안전하다.
- 항상 자외선 차단지수$_{SPF}$ 15 이상의 제품을 사용해야 한다. 일부 전문가는 SPF 30 이상의 제품을 권하기도 한다.
- 충분한 양을 바르고, 2시간마다 다시 바른다.
- 6개월 미만의 아기에서 자외선 차단제의 안전 기준은 확립되어 있지 않다. 따라서 6개월 미만의 아기는 챙이 넓은 모자와 헐렁한 옷을 착용하여 햇빛을 직접 쬐지 않도록 한다. 필요하다면 얼굴과 손, 발 등 노출 부위에 소량의 자외선 차단제를 바르는 것은 도움이 되며, 안전할 것이라고 생각하는 의사가 많다.
- 햇빛에 장시간 노출되지 않도록 한다. 특히 오전 10시부터 오후 2시까지 자외선이 가장 강한 시간에는 외출이나 야외 활동을 삼간다.

비행기 여행

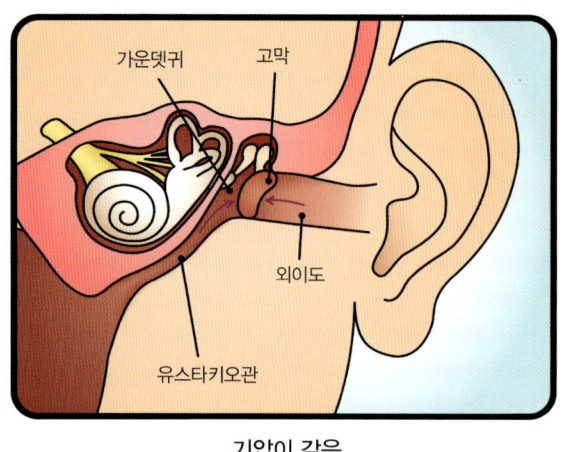
기압이 같음

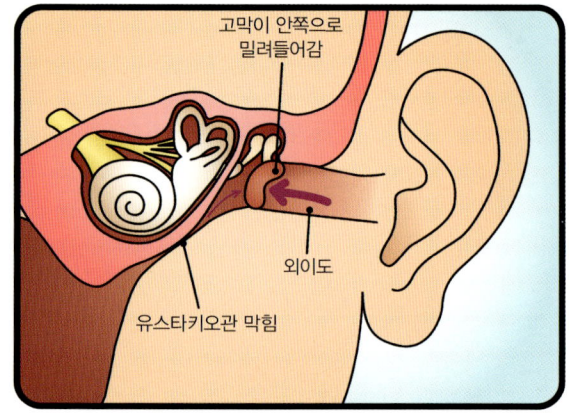
기압이 다름

아기가 처음 **비행기 여행**을 하게 되면 부모는 종종 걱정에 휩싸인다. 비행기를 탄다고 해서 갓난아기가 신체적으로 감당하지 못할 부담을 겪는 것은 아니다. 유일한 문제가 있다면 이착륙 시에 기내 기압이 변하면서 귀가 아플 수 있다는 것이다. 이때는 모유나 분유를 빨리거나 고무 젖꼭지를 물려 유스타키오관의 통기를 도와줌으로써 중이 내 압력을 주변 기압과 일치시킬 수 있다.

비행기 여행 자체가 아기에게 직접적인 위험이 되는 것은 아니지만, 비행기 내부는 붐비며 병원체도 상당히 많다고 알려져 있다. 그러나 다른 사람이 아기를 함부로 만지지만 않으면 병원체에 노출될 위험이 그리 크지는 않다. 이상적으로 비행기 여행은 2개월이 지나 필수 예방접종을 모두 한 차례 이상 맞은 후에 하는 것이 좋다. 생후 4~6주 전에는 아기가 감염증에 걸리기 쉽다는 사실을 기억해야 한다(105페이지). 하지만 이런 원칙이 절대불변은 아니며, 사정이 있다면 절대로 비행기를 타서는 안 된다고 할 수는 없다.

결국 아기에 관한 다른 모든 결정과 마찬가지로 위험과 이익을 주의 깊게 판단하는 수밖에 없다. 필요하다면 항상 소아과 의사의 조언을 구할 수 있다.

이것만은 기억합시다

✔ 모기 퇴치제를 사용하고 주변에 물이 고인 곳이 없도록 주의함으로써 아기가 모기 매개성 질환에 걸리지 않도록 보호할 수 있다.

✔ 자외선 차단제는 UVA와 UVB를 모두 차단하며, SPF가 15~30 이상인 것을 골라 2시간에 한 번씩 자주 발라야 한다.

✔ 신생아도 안전하게 비행기 여행을 할 수 있지만 사람들이 아기를 만지지 못하도록 하여 병원체에 노출되지 않게 해야 한다. 이착륙 시에는 모유나 분유를 빨리거나 고무 젖꼭지를 물려 기내 압력이 귀에 미치는 영향을 최소화한다.

결론

    두 번째 책을 쓴 목적은 첫 아기를 낳아 어찌할 줄 모르는 초보 엄마 아빠들에게 도움을 주려는 것이었다. 처음 몇 주 동안은 신경 쓸 것, 불안하고 걱정되는 일이 너무나 많아 정신이 하나도 없을 것이다. 당황스럽고 절망한 나머지 주저앉아 울고 싶을지도 모른다.

    기본적으로 이 책은 지난 14년간 소아과 의사로 일하면서 가장 자주 접했던 질문들을 모은 것이다. 이 책에 수록되지 않은 정보는 언제라도 소아과 의사에게 물어보면 된다.

    이 책을 통해 신생아에 대한 기본적인 사항들을 이해한다면 소아과 의사를 만났을 때 보다 많은 정보를 얻을 수 있을 것이다. 또한 걱정과 불안을 덜고 아기와 보내는 시간의 기쁨을 최대한 누릴 수 있을 것이다. 모든 사람이 말하듯 그 시간은 너무나 소중하고, 너무나 빨리 지나간다!

저자

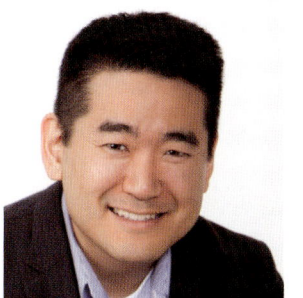

피터 정Peter Jung은 1973년 뉴저지주 퍼세이크Passaic에서 태어났지만, 삶의 대부분을 텍사스주 휴스턴에서 살았다. 2002년 아버지의 뒤를 이어 소아청소년과 전문의가 되었다. 2004년 함께 진료하던 아버지가 은퇴한 후, 블루 피시 소아청소년과Blue Fish Pediatrics를 설립하여 현재 휴스턴 지역 세 곳의 병원에서 13명의 의료인이 진료하는 규모로 키웠다.

그는 휴스턴의 텍사스 의과대학 소아청소년과 조교수로 자신의 클리닉에서 레지던트들과 의과 대학생들, 간호학과 학생들을 가르치고 있다. 소아청소년과의 중요한 주제들에 대해 몇몇 지역 잡지에 기고하는 한편, 지역 및 전국 뉴스 프로그램에 출연하여 대담한 바 있으며 부모 대상 교육 프로그램에 강사로 참여하기도 했다.

일러스트레이터

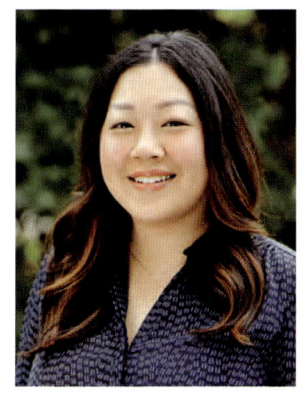

베키 서 김Becky Seo Kim은 캘리포니아주 마운틴 뷰Mountain View에서 태어났다. 삶의 절반은 캘리포니아에서, 나머지 절반은 텍사스에서 살았다 (이 점을 매우 자랑스럽게 생각한다).

2005년 아메리칸 인터컨티넨탈 대학 시각커뮤니케이션과를 졸업한 후, 마케팅 분야에서 그래픽 디자이너로 일해왔다. 파파이스Popeye's, 푸드러커스Fuddruckers 등의 웹사이트와 디지털 광고 작업을 했다.

소아과에 가기 전에 2 신생아편

1판 1쇄 인쇄 2020년 9월 1일
1판 1쇄 발행 2020년 9월 1일

지은이 피터 정(Peter Jung)
일러스트 베키 서 김(Becky Seo Kim)
옮긴이 서울아동병원 의학연구소
발행인 원경란
기 획 강병철
편 집 양현숙
디자인 노지혜
펴낸곳 꿈꿀자유 서울의학서적

주소 제주특별자치도 제주시 국기로 14 105-203
전화 편집부 010-5715-1155 ㅣ 마케팅부 070-8226-1678 ㅣ 팩스 0505-302-1678
이메일 smbookpub@gmail.com
홈페이지 www.smbookpub.com
등록 2012. 05. 01 제 2012-000016호
ISBN 979-11-87313-35-9 (93510)

* 이 책은 꿈꿀자유 서울의학서적이 저작권자와의 계약에 따라 발행한 것이므로 출판사의 서면 허락없이는 어떠한 형태나 수단으로도 이 책의 내용을 이용할 수 없습니다.
* 잘못된 책은 구입하신 서점에서 바꾸어드립니다.
* 값은 표지에 있습니다.